女性大脑

〔美〕卢安·布里曾丹 著　尹健 译

The Female Brain

Louann Brizendine

湖南科学技术出版社
·长沙·

十周年纪念版前言

　　十年前我写这本书，是为了向人们介绍另一种现实，即女性大脑的天性。在对女性健康威胁日益加深的今天，我们比以往任何时候都更需要重新理解这种深刻的科学知识。

　　从一开始，这本书就得到来自公众令人惊喜的巨大响应。《女性大脑》登上《纽约时报》畅销书排行榜，售出近100万册，并被翻译成30多种语言。我很荣幸能够环游世界，就女性大脑的独特特征与各地政府部门、学校、公司和基金会进行交流，提供咨询。

　　这本书于2006年8月出版后仅几周，美国广播公司新闻电视台（ABC News）与我一起为著名栏目《20/20》制作了一部有着开创性意义的关于女性和男性大脑差异的纪录片。现在，在2017年，这本书又激发了一部新的故事片《女性思维》^①的创作，这是一部浪漫科学喜剧片，由惠特妮·卡明（Whitney Cummings）执导，并且由她与索菲娅·维加拉（Sofía Vergara）共同主演。纪录片和电影有助于传播信息，我希望它们将继续改变人们的生活，推动科学向前发展，并重燃这场关于女性独特的生理和神经生物学现实的变革性对话。

---

① 编者注：《女性思维》（*The Female Brain*）。

在过去的十年里，很高兴看到这本书在世界各地启发了这些对话，但最令我欣慰的是这本书给那么多读者带来影响。我收到了来自世界各地无数的女性和男性读者的电子邮件、信件和社交媒体评论，他们都感觉阅读这本书是有效的。譬如这条由一位 28 岁的女性在我的脸书（Facebook）页面上发布的评论：

"读完《女性大脑》后，我现在感觉自己很'正常'，之前我一直认为我真的有什么问题。你帮助我意识到我的很多想法和感觉都没问题。这真是一种解脱，给我的生活重新带来了希望和激情，真希望我丈夫也读一下这本书。"

或者是这段留言，来自于一位 83 岁男性读者的亲笔信：

"我想要感谢你写了这本书《女性大脑》，真希望年轻时我就有这本书，那将让我避免犯下人生中许多的错误。"

或者是我收到的这封来自于一位 61 岁跨性别女性的来信：

"因为我一直处于从男性激素转变为女性荷尔蒙的状态中，所以《女性大脑》和《男性大脑》这两本书我都读了。我想告诉你这对我帮助有多大，你帮助我了解到我的心情、性欲和情绪会如何随着从睾酮到雌激素的变化而变化。"

正经历不同人生阶段的女性一直在阅读和重新阅读这本书以寻求指导，而男性则一直将其作为帮助他们更好地了解生活中的女性的手册来阅读。我收到很多准妈妈的来信，她们想更多地了解"处于孕期激素"状态下的大脑。我也收到过那些正在约会或分手阶段，竭力想搞清楚爱情关系中微妙情感机制的人们的来信。感谢所有给我写信的人，希望我的回答对您有所帮助，也请继续给我写信。

在过去的 10 年间，也出现了大量的验证研究，曾经有争议的关于激素和女性现实的观念，促使我于 1994 年在加州大学旧金山分校成立了女性情绪和激素诊所，现在已经司空见惯并被广泛接受。一个衡量这种变化的指标是，2003 年，当我在谷歌上搜索"女性大脑"这个词时，只出现了 10 个结果；而 2006 年，当我在谷歌上搜索相同的词时，与我刚刚出版的书相关的点击数达到了数千条；在 2017 年，谷歌搜索中出现了近 1 200 万条关于遗传学、神经科学、内分泌学和女性大脑发育的结果。大脑—身体—行为系统中的存在性别差异的想法曾经是禁忌，现在则被广为接受，以至于联邦政府的研究拨款项目中坚持要求调查人员同时对男性和女性展开研究。

有一些重要的原因值得我们去探索，例如，药物治疗对性别的影响。不仅女性出现药物不良反应的可能性比男性高 50%，而且许多药物对男性和女性的影响也不同。例如，研究人员在 2013 年发现最畅销的处方助眠剂之一酒石酸唑吡坦 ① （商品名：Ambien）对女性的作用更强，这导致 FDA（美国食品药品监督管理局）首次将

---

① 编者注：英文原名为 Zolpidem，是一种有机化合物，临床上被作为催眠剂，用于失眠症的短期治疗。

女性的标准剂量降低到男性推荐用量的一半。另一方面，女性需要两倍于男性的吗啡量才能达到相同程度的疼痛缓解。我们在医学研究方面仍有很长的路要走，必须继续鼓励科研和卫生机构关注这些性别差异，而不是将女性特质认定为某种缺陷。

与此同时，英国科学家们对女性和男性的大脑结构展开了世界上最大规模的比较研究。他们对数千名成年男性和女性大脑的成像研究表明，平均而言，与意识、语言、感知和记忆相关的大脑皮层区域在女性中明显更厚，而男性在其他大脑区域的体积则更大。

科学家们还在探索睾酮和雌激素在社交互动中的作用。睾酮似乎在获得并维持社会地位方面发挥着作用。此外，一些对令我们成为人类的关键因素之一——"母子情"纽带的研究，已经发现了令人惊讶的生物学基础。我最喜欢的一个发现是，所谓的妈妈大脑中与怀孕相关的变化会持续 2 到 27 年。现在我儿子已经 28 岁了，看来我的大脑也终于解放了！

在我自己从事的心理健康领域，新的研究表明，大脑中的性别差异使男性和女性易患不同的神经精神疾病。例如，我们知道 80% 的自闭症患者是男性。另一方面，女性则更容易患上焦虑、抑郁、创伤后应激障碍和阿尔茨海默病。这些性别差异可能源于遗传、激素和环境对大脑连接的影响。

然而，尽管男性和女性大脑存在着差异，但重要的是，它们还是有着更多的相似之处，而且智商最高的大脑中有 50% 是女性。

也就是说，我们之间的差异落在一个谱系范围内，而不是二元对立的。未来的研究应当关注数百万被确认为"非二元性别""跨性别"或"性别流动"的个体，那是一个被神经科学和社会忽视而研究不足的群体。

虽然我们在过去十年间取得了长足的进步，但前路依然漫长。例如，最近我参加了一个神经科学会议，一些全世界最优秀、最聪明的科学家在会上介绍了他们最近的工作。令人震惊的是，几乎他们提供的所有数据都是基于他们对雄性啮齿动物的研究。当被问及这一点时，研究人员表示，雌性体内激素状况更加复杂，因此研究雌性太过耗时且成本太高。

这种对性别差异的忽视所导致的痛苦和灾难，已经严重损害了人类的健康和福祉。现在不是停止推动更深入地了解男性和女性生物学差异的时候，也不是停止为女性争取更好的医疗保健的时候，妇女的健康也是人类的健康。在这个医学充满大好机遇的时代，当我们致力于重新编织医疗保健结构时，我们必须牢记，未来世代的男人、女人和儿童的福祉都面临危险。

请和我一起为女性获得更加公平有效的医疗保健而努力。请阅读、再阅读和分享这本书，以增加对女性大脑的现实及其独特性和所能做的独特贡献的理解。

卢安·布里曾丹

于加利福尼亚州索萨利托市

目录

引言　是什么让我们成为女性

　　超过 99% 的男性和女性基因编码完全相同。在人类基因组的三万个基因中，两性之间的差异不到 1%。但正是这些细微的差异，影响着我们身体中的每一个细胞——从记录快乐和痛苦的神经，到传递感知、思维、感觉和情绪的神经元。

　　从观察角度看来，女性和男性的大脑并不相同。即使在校正了体型之后，男性的大脑也大了约 9%。19 世纪的科学家曾经以为，这意味着女性的心智能力低于男性。然而，女性和男性的脑细胞数量相同，只是这些细胞在女性体内堆积得更加密集——像穿着紧身胸衣一样被裹进更小的头骨里。

　　在 20 世纪的大部分时间里，大多数科学家都认为，除了女性的生殖功能，无论从神经学还是其他意义上说，女人本质上就是小号的男人。这种假设一直是对女性心理和生理长期误解的核心。当你更深入地研究大脑的性别差异时，它们才揭示出女人之所以成为女人，男人之所以成为男人的原因。

　　直到 20 世纪 90 年代，研究人员都很少关注与男性不同的女性生理学、神经解剖学和心理学。20 世纪 70 年代，我在加州大学伯克利分校攻读神经生物学本科、在耶鲁大学接受医学教育以及在哈佛医学院马萨诸塞州心理健康中心接受精神病学培训期间，目睹了这种疏忽。在上述每一间机构就读期间，我对于妊娠之外的女性生物学或神经学差异知之甚少，甚至一无所知。在耶鲁大学时，有一天一位男教授介绍了一项关于动物行为的研究，我举手询问这项研究雌性受试者的结果是什么，他驳回了我的问题："我们在这些研究中从不使用雌性受试者——她们的月经周期只会将数据搞得很乱。"

然而，那时这方面极少的研究表明，两性间大脑的差异虽然微妙，但却是深刻的。在我担任精神病住院医师时，女性与男性抑郁症比例为二比一的事实令我疑惑——没有人能对这种差异给出任何明确的原因。因为我读大学期间恰逢女权运动的高峰期，我个人倾向于对此做出政治学和心理学上的解读。基于 20 世纪 70 年代的典型立场，我认为西方文化中的父权制一定是罪魁祸首，正是它让女性感到沮丧，并使得她们在功能表现上不如男性。但仅凭这个解释似乎并不合适：新的研究在全球其他范围内发现了相同的抑郁症性别比。我开始认为这有着更大、更基础和更加"生物学"上的原因。

有一天，我突然发现，男性和女性的抑郁症发生率直到女性12 岁或 13 岁时才开始出现差异——那正是女孩平均初潮的年龄。看来青春期的化学变化在大脑中的某些作用引发了更多女性的抑郁症。当时很少有科学家研究这之间的联系，大多数像我一样接受过传统精神分析理论培训的精神病学家，注重分析患者的童年经历，而从未考虑过女性特定的大脑化学变化可能与此相关。当我开始对女性患者进行精神病学评估时也考虑到她的激素状态，我发现她的激素在人生的不同阶段对她的欲望、价值观形成以及感知现实的方式有着巨大的神经学效应。

当我开始治疗患有我称之为"极端经前期脑综合征"的女性时,我对性激素造成的不同的现实感有了第一次顿悟。所有经期妇女的大脑每天都会发生一些变化。女性大脑的某些部分每个月的变化高达25%——情绪有时会变得摇摆不定,但对于大多数女性来说,这些变化是可控的。然而,我的一些患者来找我时,我发现她们有这样一些共同点:某些日子会被激素搅得心神不宁,无法正常工作或与人交谈——因为她们要么突然泪流满面,要么突然大发雷霆。一个月的大部分时间里,他们可以很投入,聪明,富有成效,乐观处世;而在激素涌入她们大脑的那些日子,又突然像变了个人,感觉未来暗淡无光,讨厌自己,厌倦生活。那些想法如此真实具体,这些女性应对起来就好像它们是会永远这样持续下去的现实一般——尽管它们完全是由大脑中的激素变化引起的。一旦激素退潮,她们又可以重新做回最好的自己。这种极端形式的经前综合征只存在于百分之几的女性身上,这让我了解到女性大脑中的现实感是如何快速转变的。

如果女性的现实感每周都可能发生巨大的变化,那么贯穿女性一生的激素巨变也必然如此。我希望有机会在更广泛的规模上发现更多关于这些可能性的信息,于是在1994年,我在加州大学旧金山分校的精神病学系创立了女性情绪和激素诊所。它是美国最早致力于研究女性大脑状态以及神经化学和激素如何影响女性情绪的诊所之一。

我们现在已经知道女性大脑深受激素的影响，甚至可以说正是激素的影响创造了女性的现实。它们可以塑造女性的价值观和愿望，每天告诉她什么是重要的事情。从出生开始，在生命的每个阶段都能感受到它们的存在。每种激素的状态——少女时期、青春期、约会时期、母亲时期和更年期——为不同的神经联系充当"肥料"作用，而这些联系负责产生新的想法、情绪和兴趣。由于早在三个月大时便开始并持续到更年期之后的激素水平的波动，女性神经学意义上的现实感并不像男性那样稳定。打个比方来说，男性的现实感就像一座山，数千年来不知不觉中经受着冰川、天气和地球深层地壳运动的侵蚀；而女性的现实感更像是天气本身——不断变化且难以预测。

　　新的脑科学迅速改变了我们对两性之间神经学上的基本差异的看法。早期的科学家只能通过对尸体的大脑或脑损伤个体症状的研究来观察这些差异，但遗传学和非侵入性脑成像技术的进步给神经科学研究和理论带来了一场彻底的革命。新的工具，如正电子发射断层扫描 (PET) 和功能磁共振成像 (fMRI) 扫描技术，让我们在大脑进行解决问题，产生文字，检索记忆，注意面部表情，建立信任，坠入爱河，听到婴儿哭泣，感到抑郁、恐惧和焦虑这些活动的同时，可以实时看到人脑内部的变化。

　　科学家的研究结果记录了女性和男性在大脑结构、化学、遗传、激素和功能等各方面惊人的差异。我们了解到，男性和女性的大脑对压力和冲突的敏感性不同。两性使用不同的大脑区域和回路来解决问题，处理语言，体验和存储相同烈度的情绪。女性会记住第一次约会时最小的细节，以及最激烈的争吵，她们的丈夫则几乎不记得这些事情发生过。大脑的结构和化学与此息息相关。

女性和男性的大脑以不同的方式处理刺激、听、看、"感觉"和衡量他人的感受。女性和男性不同的大脑操作系统大多是兼容和娴熟的，但它们在工作和完成相同的目标和任务时会使用不同的回路。在德国的一项研究中，研究人员对在头脑中旋转抽象的三维形状的男性和女性受试者进行脑部扫描，两性间在表现上并没有差异，但为完成任务而激活的大脑回路存在显著的性别差异。女性触发了与视觉识别相关的大脑通路，并且比男性花费了更多的时间来想象她们脑海中的物体。这一事实意味着女性花费了更长的时间得到与男性相同的答案。它还表明，女性运用了男性所运用的所有认知功能——只是她们使用了不同的大脑回路来做到这一点。

显微镜或功能磁共振成像扫描揭示，男性和女性大脑之间的差异是复杂而广泛的。例如，在大脑的语言和听觉中心，女性的神经元比男性多 11%。情绪和记忆形成的主要枢纽——海马体——在女性大脑中的体积也更大，用于处理语言和观察他人情绪的大脑回路也是如此。这意味着平均而言，女性更善于表达情绪和记住情绪事件的细节。相比之下，男性专注于性欲的大脑空间是女性的两倍半，处理行动和攻击性的大脑中枢也更大。性的想法平均每天在男性大脑中会闪现很多次；而女性每天只有一次，在性欲最强的日子里可能达到三到四次。

这些基本的结构差异可以解释两性在感知上的差异。一项研究在受试者观察一个男人和一个女人交谈的中性场景时扫描了男性和女性的大脑。男性受试者大脑的性区域立即被激发——他们将之视为可能的两性约会；而女性受试者大脑的性区域则没有任何激活，女性大脑将该情境视为普通的两人对谈。

在男性大脑最原始的核心区域，记录恐惧和引发攻击的杏仁核也有着更大的处理器。这就是为什么有些男人会在几秒钟内从平静无事到互殴起来，而许多女人会想方设法去化解冲突。但冲突带来的心理压力出现在女性大脑区域的更深层。我们生活在现代都市世界里，但我们居住在为在野外生活而建造的躯体中，每个女性的大脑中仍然携带着她最强壮祖先的古老回路，为遗传成功而设计，但又保留了为应对在远古旷野中经历的压力而发展起来的那些根深蒂固的本能。我们的压力反应是设计来应对身体危险和危及生命的情境的。将这种压力反应与在没有足够支持的情况下兼顾家庭、孩子和工作需求的现代挑战结合起来，我们常见的情形是女性可能将一些未付的账单视为威胁生命的压力。这种反应促使女性大脑做出类似家庭因即将发生的灾难而受到威胁一样的应对。男性大脑不会产生相同的感知，除非威胁是直接的身体危险。两性大脑中这些基本的结构差异是造成男性和女性日常行为和生活体验差异的基础。

生物本能是人类了解我们如何被装备的关键，也是我们今天成功的关键。如果你注意到生物大脑状态正在引导你冲动的事实，就可以选择不采取行动或采取与可能感到被胁迫时不同方式的行动。但首先，我们必须学会认知女性大脑的基因架构和塑造如何受到进化、生物学和文化的影响。没有这种认识，生物学因素便主宰了我们的命运，面对它我们将束手无策。

生物学因素确实代表了我们个性和行为倾向的基础。但是，如果以自由意志和政治正确的名义，我们尝试抵触生物学因素对大脑的影响，我们就会开始与自己的本性做斗争。如果我们承认生物学因素受到其他因素的影响，包括我们的性激素及其变化，就可以防止它创造出一个固化的现实来统治我们。人类的大脑如果不是一台天赋异禀的学习机器又有何用。没有什么是完全固定的。生物学因素当然影响巨大，但并不能将我们的现实锁定。我们可以改变那个现实，运用我们的智慧和决心成就自己，并且在必要时改变性激素对大脑结构、行为、现实和创造力的影响，最终也改变我们的命运。

男性和女性的平均智力水平相同，但女性大脑的现实经常被误解为在某些领域（如数学和科学）的能力较差。2005 年 1 月，时任哈佛大学校长的劳伦斯·萨默斯（Lawrence Summers）在对美国经济研究局的一次演讲中震惊和激怒了他的同事和公众。他说："在许许多多不同的人类特质上，譬如数学能力和科学能力，有相对明确的证据表明，无论平均值的差异是什么——这一点是可以争论的——男性和女性人口的标准偏差和可变性是有差别的。不管那些特质是否合理地由文化决定，这种差别是真实存在的。"公众推测他是在隐射女性天生不如男性适合成为顶级的数学家和科学家。

从目前的研究来看，萨默斯既对也错。我们现在知道，当女孩和男孩踏入青少年时期，他们在数学和科学能力上并没有差异。他在这一点上是错的。但随着雌激素充斥女性大脑，女性开始强烈关注自己的情绪和交流，所以你会看到她们在逛商场时还会打电话，与女性朋友们联系。与此同时，随着睾丸激素占据男性大脑，男孩们变得不爱沟通，无论在体育比赛中还是坐在汽车后座上都痴迷于得分。当男孩和女孩规划他们的职业轨迹时，女孩们开始对需要更多单独工作，较少与他人互动的职业失去兴趣，而男孩们则可以轻松地独自躲在自己的房间里玩几个小时的电脑。

我的患者吉娜从小就具备非凡的数学天赋。她成为了一名工程师，但到了 28 岁还在与自己内心的渴望苦苦争斗，她希望有一份更加面向人的职业，这也会让她拥有向往的家庭生活。虽然能从解决工程问题时涉及的思维谜题中获得乐趣，但她错失了与人的日常接触，因此她考虑转行。这对女性来说并非罕见的冲突。我的科学家朋友科里·巴格曼告诉我，很多她最聪明的女性朋友放弃了科学，投身她们认为更具社交性的领域。这些价值决策实际上是由激素对强烈需要联系和沟通的女性大脑的影响而形成的。科学界少见女性的事实与女性大脑在数学和科学方面存在缺陷无关，这是萨默斯大错特错之处。他说在顶级科学和工程职位上缺乏女性是对的，但以此暗示女性因为缺乏天赋而最终不能从事这些职业是完全错误的。

女性大脑拥有巨大的独特天赋——出色的语言敏捷性、在友谊中建立深厚联系的能力、近乎通灵般通过读取面部表情和语调来解读情绪和心理状态的能力，以及化解冲突的能力。所有这些都深植于女性大脑中。这些是女性与生俱来的才能，坦率而言，许多男性并不具备。男性天生具有其他才能，这是由他们自己的激素现实塑造的，但那是另一本书讨论的主题了。

20 年来，因为一直在治疗我的女性患者，我热切期待着女性大脑和行为方面知识的进展。直到新千年之交，才开始出现令人兴奋的研究，揭示出女性大脑的结构、功能和化学成分如何影响情绪、思维进程、精力、性欲、行为和健康。这本书为大家解读了关于女性大脑和令女性成为女性的神经行为系统方面的新研究；也借鉴了我作为神经精神病学家 20 年的临床经验；汲取了我们对遗传学、分子神经科学、胎儿和儿科内分泌学以及神经激素发育的理解的惊人进步；展示了来自于神经心理学、认知神经科学、儿童发展、脑成像和心理神经内分泌学的样本研究；在灵长类动物学、动物研究和婴儿观察方面展开探索，以图了解特定行为如何通过先天和后天的结合而被编程到女性大脑中。

正是因为这样的进步，我们进入了一个新的时代，女性终于可以开始理解她们独特的生物学特性以及这将如何影响她们的生活。从经验中我们知道，女性和男性都可以成为宇航员、艺术家、首席执行官、医生、工程师、政治领袖、父母和儿童保育员。我的个人使命是教育那些对此感兴趣的医生、心理学家、教师、护士、药剂师和他们的学员，从而让他们服务的妇女和少女受益。我也利用一切机会直接教育妇女和少女，让她们了解自己独特的大脑—身体—行为系统，并帮助她们在每个年龄段做最好的自己。我希望这本书能造福我在诊所里无法接触到的更多的妇女和少女。我希望女性大脑能被大家看见和理解，就像被精心调校的乐器一般发挥出它的才能。

第一章 女性大脑的诞生

蕾拉是个忙碌的小丫头，喜欢在操场上疯玩儿，与熟悉或者不认识的其他孩子都能聊得来。正处在往外蹦两三个单词的短语阶段的她，大多数时候使用她具有感染力的微笑和使劲点头来交流，而那的确管用。其他的小女孩也是如此，某个人喊到"桃莉"，另一个人说"买东西"。她们形成一个小团体，兴奋地唠叨着，做游戏，过家家。

当蕾拉的表兄弟约瑟夫也来到操场和她一起玩时，她总是很开心，但这种喜悦总是不能持续多久。约瑟夫会抢走她和她的朋友们用来盖房子的积木。他想搭个火箭，而且自己来搭。他的朋友们会破坏蕾拉和她的朋友们搭就的任何东西。男孩们把女孩们推开，拒绝轮流来玩，并且会无视女孩让他们停下来或者归还玩具的要求。到上午快结束时，蕾拉已经和女孩们一起退到了游乐区的另一端，她们想要一起安静地玩过家家。

常识告诉我们，男孩和女孩的行为是不同的，每一天在家里、在操场上和教室里我们都看得到。但文化没有告诉我们的，正是大脑决定着这些不同的行为。孩子们的冲动都是与生俱来的，即使我们成年人试图将他们推向另一个方向，该来的也会来。我的一个患者给她 3 岁半的女儿很多中性的玩具，包括一辆鲜红色的消防车而不是洋娃娃。一天下午，她走进女儿的房间，发现她在婴儿毯里抱着那辆消防车，来回摇晃着说："别担心，我的小车车，一切都会好起来的。"

这并不是适应社会的过程。这个小女孩并不是因为所处的环境塑造了她的中性大脑而拥抱她的"小车车"。并没有中性的大脑。她生来就有一个女性大脑，完全带着自己的冲动。女孩出生时就装备好了女孩的大脑，男孩出生时就装备好了男孩的大脑。大脑在出生时就不同了，而正是大脑驱动着他们的冲动、价值观和他们确切的现实动力。

大脑塑造了我们看、听、闻和尝的方式。神经从我们的感觉器官直接运行到大脑，再由大脑负责所有的解读。头上某个位置受到重击可能意味着你将失去嗅觉和味觉，但大脑的作用远不止于此。它深刻地影响着我们对世界的观念——我们认为一个人是好是坏，我们是否喜欢今天的天气，它是否让我们不开心，或者我们是否倾向于处理当天的事情。你不必成为神经科学家也能知道这一点。如果你感觉有点沮丧，喝了一杯好酒或吃了一块可爱的巧克力，你的心态就会改变。由于这些物质中的化学成分作用于大脑的方式，灰蒙蒙的阴天会变得明亮，或者对爱人的恼怒会烟消云散。你即刻的现实会在瞬间改变。

如果作用于大脑的化学物质可以创造出不同的现实，那么当两个大脑具有不同的结构时会发生什么？毫无疑问，它们的现实将会不同。脑损伤、中风、前额叶切除术会改变对一个人来说重要的事情。它们甚至可以将一个人的性格从好斗变成温顺，或者从和善变成脾气暴躁。

我们看起来都是从相同的大脑结构开始的，但并非如此。男性和女性的大脑生性就是不同的。试想一下，如果一个大脑中的沟通中心比另一个大脑中的大会怎么样？如果情绪记忆中心更大些会怎样？如果一种大脑发展出更强的解读他人提示的能力会怎样？具有这种大脑优势的人的现实，决定了他们会更注重沟通、联系、情感的敏感度和反应力。相比其他，这类人会更加珍视这些特质，并且会被一个大脑不了解这些特质重要性的人所困惑。本质上说，这样的人就是有着女性大脑的人。

我们，也就是医生和科学家们，曾经认为，与动物不同，人类的性别是文化再造的。20 世纪 70 年代到 80 年代我在医学院上学时，已经有研究发现雄性和雌性动物的大脑在子宫内开始发育时就是不同的，这表明诸如交配、生育和养育幼崽等冲动是根植于动物大脑中的。但我们被教导，人类性别的差异主要来自父母如何养育男孩或女孩。现在我们知道这并不完全正确，如果我们回溯到一切开始的地方，情形就变得十分清晰了。

想象一下，你坐在一个正在阴道腔中加速前行的微囊中，按下曲速引擎在如海啸般的精子潮的最前端穿越子宫颈。进入子宫，你就会看到一颗巨大、起伏波动着的卵子，等待着那只幸运的精子蝌蚪带着足够的活力穿透它的表层。假设带头冲锋的精子携带的是 X

染色体而不是 Y 染色体，那么，受精卵是个女孩。

在短短 38 周的时间里，我们将看到这个女孩从一组如针头般大小的细胞群发育成一个平均体重达 7 磅半（1 磅约为 0.45 千克），且具备在母体外生活所需机体的婴儿。但决定了她性别特异性脑回路的大部分大脑发育发生在孕期的前 18 周。

每个胎儿的大脑在 8 周大之前看起来都像是女性——女性是大自然默认的性别设置。如果我们可以通过延时摄影观察女性和男性大脑的发育，就会看到大脑回路图根据两性基因和性激素起草的蓝图而绘制的过程。从第 8 周开始，睾丸激素激增将会杀死沟通中心的一些细胞，并在性和攻击中心生长出更多的细胞，由此中性大脑转变为男性大脑。如果睾丸激素没有激增，女性大脑就会继续不受干扰地发育。女性胎儿的脑细胞在沟通中心和处理情绪的区域中会产生更多的连接。胎儿发育之路的分岔路对我们有何影响？一方面，因为女性的沟通中心更大，这个女孩长大后往往会比她兄弟更健谈。在大多数社交环境中，她会使用比他更多的沟通方式。另一方面，这决定了我们与生俱来的生物命运，为我们每个人观察和参与世界的镜头着色。

读取情绪相当于读取现实

女性大脑迫使婴儿做的第一件事就是研究面孔。我之前的一个学生卡拉常常带着她的孩子蕾拉来看我们。我们喜欢看到蕾拉成长过程中的变化，几乎从出生一直到幼儿园。在她几周大的时候，蕾拉就会研究出现在她面前的每一张脸。我和我的员工交换了很多眼神，很快她就冲我们笑了起来。我们彼此间模仿着同样的表情和声音，和她亲近起来很好玩。我都想要把她带回家了，因为我和儿子之间可是没有这样的体验。

我喜欢的是这个女婴会想要看到我，真希望当初我的儿子对我的脸也会如此感兴趣，而他正好相反。他想要看的是别的东西——手机、灯和门把手——但不是他妈妈。眼神交流是他感兴趣做的事情里最后一项。在医学院时我曾经学过，所有婴儿生来就有相互凝视的需求，因为这是发展母婴关系的关键。有好几个月，我一直认为我儿子出了问题。那时人们并不知道大脑有许多性别差异。所有婴儿都被认为天生就会凝视面孔，但事实证明，关于儿童发育最早阶段的理论是偏向于女性的。女孩，而不是男孩，会表现出喜欢相互凝视。女孩在子宫内没有经历会缩小沟通、观察和处理情绪中心的睾丸激素激增，因此她们在这些领域发展技能的潜力在出生时就比男孩更好。在生命的前三个月，女婴的眼神交流和相互凝视的技能将提高 400% 以上，而在此期间男孩的面部凝视技能丝毫不会增加。

女婴天生对表情感兴趣。她们会通过与之接触的人的眼神、触摸和每一个反应来理解自己，从这些线索中发现自己是否有价值、可爱或是令人生厌。但如果去除一张有表情的脸所能提供的那些指示，也就去除了女性大脑判断现实的标准。观察一个小女孩在接近一个哑剧演员时的表现，她会尽一切努力来得到一个表情反应。小女孩不能忍受无表情的脸。她们会将一张投向她们的冷漠的脸解读为自己哪儿做错了。就像追逐飞盘的狗一样，小女孩会紧盯着一张脸直到她们得到回应。女孩们会认为，如果她们做对了事情，就会得到预期的反应。成年女性也有着与此相同的本能，会一直追索某个自恋或不善表达情感的男人——"如果我做对了，他就会爱我"。于是你可以想象得到，对于一个正在发展自我意识的女孩来说，来自于一位抑郁的母亲——或者可能只是注射了太多肉毒杆菌的母亲的一张没有表情、没有回应的脸可能带来的消极影响。缺乏表情的脸会让女孩子感到很困惑，她可能会开始相信，因为无法得到她请求关注或爱的表示做出预期的反应，她的母亲并不真正喜欢她。她最终会努力去讨好那些更能给她回应的面孔。

任何抚养过男孩和女孩或看着他们长大的人都可以看到他们的发展方式不同，尤其是女婴与男婴不同，其更加倾向于建立情感联系。但精神分析理论误读了这种性别差异，假设更多的面部凝视和联系的冲动意味着女孩具有与母亲共生的更多"需求"。更多的面部凝视并不代表某种需求，只是表明了某种天生的观察技能。这种技能在女婴的大脑中在出生时比男婴更加成熟，并且发展得更快，要早一到两年。

听见, 认同和被听见

女孩从表情和语气中提取意义的大脑回路发育良好，这也促使她们很早就能理解他人的社会认同。卡拉很惊讶她可以放心将蕾拉带到公众场所。"太奇妙了。我们坐在餐厅里，蕾拉18个月大的时候就知道，我一抬手，她就不再伸手去够我的酒杯。我还注意到，如果她爸爸和我争吵时，她会用手抓饭吃，直到我们当中一个人看着她，她才又艰难地拿起叉子。"

这些简单的互动表明，蕾拉会从父母的表情中读取她表弟约瑟夫甚至可能不会去寻找的线索。斯坦福大学的一项针对 12 个月大的女孩和男孩的研究表明，他们在观察的欲望和能力方面存在着性别差异。孩子们和母亲被带到一个房间里独处，并被指示不要去碰一头玩具牛。母亲站到一旁，但他们的一言一行、一举一动都被记录下来。很少有女孩会碰触禁物，即使她们的母亲从未明确告诉过她们不要去碰。女孩比男孩回头看母亲脸的次数要多很多，看看是否有赞同或不赞同的表情。相比之下，男孩子会在房间里走来走去，很少去看母亲的脸。即使他们的母亲冲他们大喊"不可以"，他们还是常常去触碰被禁止触碰的玩具牛。在睾丸激素形成的男性大脑的驱动下，一岁大的男孩子对周遭的环境非常感兴趣，会去触碰那些即使他们被禁止触碰的物体。

因为她们的大脑在子宫内并没有经过睾丸激素的"浸泡"，她们的沟通和情绪中心完好无损，女孩相较男孩生来就更擅长读取面部表情和辨听情绪化的语气。就像蝙蝠能够听到猫和狗听不到的声音一样，相较男孩，女孩可以听到人类声音中范围更广的情绪基调。即使在婴儿时期，女孩只要听见母亲稍微急促的声音，就知道她不应该打开装有精美包装纸的抽屉。而男孩，你必须在身体上约束住他才能防止他再次损毁圣诞礼物的包装。并不是因为他忽略了他的母亲，也许他生理上根本听不出同样的警告语气。

女孩还能机敏地从面部表情中读取自己是否被倾听的信息。蕾拉 18 个月大时总是安静不下来，我们无法理解她试图告诉我们的任何事情，但她会在办公室里摇摇晃晃地走到每个人面前，吐出来一串对她来说似乎很重要的词。她对我们每个人进行测试看是否同意她。如果我们表现出哪怕是最微小的一丝不感兴趣，或者片刻间中断与她的眼神交流，她就会把双手放在臀部，跺着脚，愤怒地咕哝着。"听着！"她会大叫。没有眼神交流对她来说意味着我们没有在听她说。卡拉和她的丈夫查尔斯担心蕾拉好像坚持要参与到家里的任何谈话中。她的需求如此之高，以至于他们觉得自己可能宠坏了她。但其实没有。这只是他们女儿的大脑在寻找一种方法来确认她的自我感觉。

小女孩从自己是否被倾听就可以知道其他人是否认真对待她，而这反过来又会增强她对自我成功的感觉。虽然她的语言技能没有发育出来，但她理解的比她表达的更多，而且她会比你更早知道你是否思想开小差了。她可以判断出成人是否理解她。如果成年人与她处于相同的波段，那实际上会为她创造出成功或重要的自我感觉。如果沟通不畅，她会感觉自己不成功。查尔斯对维持与女儿的关系所需付出的关注尤其感到惊讶，但他看出来，当他用心聆听时，她开始变得更加自信。

共情

女孩优于处理沟通和情绪性语调的大脑机理，在早期婴儿行为中就表现出来了。多年后，卡拉仍无法理解为什么她去接儿子时他不能像女儿蕾拉那么快安定情绪。她以为只是性格上的差异，儿子可能更挑剔些。但很可能这也是大脑中负责移情的硬件设置存在性别差异。女婴能更容易地与她的母亲产生共鸣，并对安抚行为迅速做出反应，停止吵闹和哭泣。哈佛医学院在一项研究中观察发现，女婴与母亲在这方面的互动比男婴表现得更好。

另一项研究表明，出生后 24 小时以内的女婴对另一个婴儿的痛苦哭声以及对人脸的反应比男婴大。女孩在一岁大时就对他人的痛苦更加敏感，尤其是对那些看起来悲伤或受伤的人。有一天，我有些沮丧，正和卡拉聊到这事儿。当时才 18 个月大的蕾拉从我的语气中听出我情绪有些低落，于是爬到我的腿上，抚弄我的耳环、头发和眼镜。她双手捧起我的脸，直视着我的眼睛，我立刻感觉好多了，那个小女孩很清楚自己在做什么。

在这个阶段，蕾拉处于所谓的婴儿青春期的激素阶段，这个时期对男孩来说只持续 9 个月，而女孩则长达 24 个月。在这段时间里，卵巢开始产生大量的雌激素——堪比成年女性的水平——"浸泡"着小女孩的大脑。科学家们认为，这些婴儿期的雌激素激增是促进卵巢和大脑发育以达到生殖目的所必须的。但是这种大量的雌激素也会刺激正在迅速建立的大脑回路。这会刺激神经元的生长和发育，进一步增强女性大脑回路和处理观察、交流、直觉，甚至是照顾和关爱的中心。雌激素正在启动这些天生的女性大脑回路，以便这个小女孩未来能够掌握她的社交技巧并提高她的生育能力。这就是为什么她还穿着尿布就如此熟稔情绪。

不仅继承妈妈的基因

女孩在观察和感受情绪线索方面的能力，实际上令她将母亲的神经系统融入了自己的神经系统中。希拉曾就如何与她的孩子们相处向我寻求帮助。她和第一任丈夫育有两个女儿，丽莎和詹妮弗。

丽莎出生时，希拉仍然对她第一段婚姻感到幸福和满足，作为母亲她既能干，又非常注重教养。但 18 个月后在詹妮弗出生时，情况发生了很大变化，她的丈夫公然在外拈花惹草。希拉正被与他有染的女人的丈夫骚扰，事态更加恶化。丈夫对她不忠，有钱有势的公公还威胁说，如果她试图离开他们所在的城市回婆家寻求支持的话，女儿们就会被绑架。

詹妮弗就是在这种压力大的环境中度过了她的婴儿期，这让她变得怀疑每个人。到她 6 岁时她开始告诉姐姐，她们深爱着的善良的新继父肯定对母亲不忠。詹妮弗对此深信不疑，并经常这么说，丽莎终于去问妈妈是不是真有这回事儿。孩子们的新爸爸是那种根本就不会做出不忠行为的人，希拉知道这一点。她不明白为什么她的小女儿会如此焦虑地执迷于自己想象出来的继父对母亲的不忠。但詹妮弗的神经系统中已经深深烙上她早年间不安全感知到的现实的印记，所以即使是好人，对她来说也是不可靠和有威胁性的。两姐妹由同一个母亲抚养长大，但所处的环境不同，因而一个女儿的大脑回路中融入了一个有教养、安全的妈妈，另一个则是一个恐惧、焦虑的妈妈。

女孩在最初两年吸收的"神经系统环境"会变成一种现实观，将影响着她的余生。现在对哺乳动物的研究表明，这种早期的压力环境相对平静环境的融合——称为表观遗传印记——会遗传数代。迈克尔·米尼（Michael Meaney）小组对哺乳动物的研究表明，雌性后代受到母亲平静和养育气质的高度影响。这种相关性在人类女性和非人类灵长类动物中也有体现。压力大的母亲自然会变得有些疏忽养育，而她们的女婴就会融合压力型的神经系统，从而改变女孩对现实的感知。这无关认知上习得什么——而是与神经学水平上细胞微电路所吸收的东西相关。这或许可以解释为什么有些姐妹会有令人惊讶的不同世界观。显然男孩可能不会融合太多母亲的神经系统。

神经系统的融合在孕期就开始了。孕期母亲所承受的压力会影响情绪和压力激素反应，特别是在女性后代中。人们曾对小山羊测量这些效应。受压中孕育的母羊羔相较于公羊羔在出生后更容易受惊吓，更不平静，也更焦虑。此外，在子宫内有承压经历的母羊羔比没有压力经历的母羊羔表现出多很多的情绪困扰。因此，如果你是一个即将进入子宫的女婴，那就希望生育你的妈妈免遭压力，希望她有一个冷静、充满爱心的伴侣和支持她的家人。如果你是一个怀有女性胎儿的准妈妈，请放轻松，这样你的女儿将来也会放轻松。

别争吵

那么，为什么女孩天生就拥有如此高度协调的机器，可以读取面部表情，听到声音中的情绪性音调以及回应他人未明说的暗示呢？想想吧，像这样的机器是为关联而制造的。这就是女孩大脑承担的主要工作，也是它驱使女性从出生开始就要做的事情。这是数千年来遗传和进化此硬件的结果，这些硬件曾经——而且可能仍然——对生存产生真正影响。如果你能读懂面部和声音表情，你就能知道婴儿需要什么。你可以预测一个体型更大、更具攻击性的雄性会做什么。而且因为你更为娇小，你可能需要与其他女性联合起来抵御来自一个或多个生气的穴居男人的攻击。

身为女孩，你早已经被编程来确保你维持社会和谐。这对大脑来说是生死攸关的事，即使这在 21 世纪已不再那么重要。我们可以从三岁半的一对双胞胎女孩的行为中看出这一点。每天早上，这对姐妹花会爬上彼此的梳妆台，去拿挂在衣橱里的衣服。其中一位有粉红色的两件套，另一位则有绿色的两件套。每次妈妈都会嘻嘻地笑着看她们交换起上装——粉色裤子配绿色上衣，绿色裤子配粉色上衣。双胞胎姐妹不必争吵就换完了。"我可以借你的粉色上衣吗？我稍后会还给你，你可以穿我的绿上衣。"对话是这样进行的。如果双胞胎中一方是男孩，这样的情形不太可能发生。哥哥会一把抢过他想要的衬衫，妹妹则会试图和他讲道理，哥哥虽然不像妹妹那般能说会道，但最终也会把妹妹弄到哭哭啼啼。

典型的非睾酮化、雌激素控制的女孩非常注重维护和谐的关系。从一开始，她们大多就在平和人际关系的场所中过着舒适愉快的生活。她们更喜欢避免冲突，因为不和与她们希望保持联系、获得认可和养育的愿望相悖。长达 24 个月浸浴于雌激素中的女婴增强了建立基于沟通和妥协的社会纽带的冲动。蕾拉和她的新朋友在操场上玩耍时就是这样的，见面的几分钟内，她们就提出了游戏建议，共同协作，还创建了一个小社区。她们找到共同的兴趣点，一起游戏，建立友谊。还记得约瑟夫吵吵闹闹地加入吗？那通常会毁了这一天，破坏了女孩大脑所寻求的和谐。

黛博拉·坦南（Deborah Tannen）指出，是大脑决定了小孩的语言差异——特定性别使用的说话方式。在对 2 至 5 岁儿童的言语研究中她注意到，女孩通常会以"让我们"开始她们的句子来提出合作建议——譬如"让我们玩过家家吧"。事实上，女孩通常使用语言来达成共识，试图影响他人但不会直接告诉他们该做什么。当蕾拉去操场时，她说"购物游戏"（Shopping）是对她和她的同伴如何一起玩耍的建议。她环顾四周，等待回应，而不是继续推进。当另一个小女孩提议玩"多莉游戏"（Dolly）时也是一样的。如同研究中所观察到的，女孩们会共同参与决策，压力、冲突或身份展示都很少。她们经常表达出对合作伙伴建议的认同。当她们有自己的想法时，她们会以问题的形式提出，譬如"我来当老师，好吗？"她们的基因和激素在大脑中已经创造了一个现实，告诉她们社会联系是她们存在的核心。

男孩们也知道如何使用这种亲和的说话方式，但研究表明他们通常不会使用它。相反，他们通常会使用命令他人的语言，达成事情、吹嘘、威胁、忽视伙伴的建议，并压制对方说话的企图。约瑟夫到操场后要不了多久，蕾拉就被气得流下了眼泪。这个年龄段的男孩会毫不犹豫地采取行动或者抢夺他们想要的东西。约瑟夫想要蕾拉的玩具，随时就拿走了，而且常常破坏蕾拉和其他女孩正在制作的任何东西。男孩们就是这样对待彼此的——他们才不担心发生冲突的风险。好斗就存在于他们个性的中，而且他们通常会忽略来自女孩的评论或指令。

睾丸激素影响而形成的男孩大脑，根本不会像女孩大脑那样寻求社交联系。事实上，抑制人们留意社交细节的疾病——称为孤独症谱系障碍和阿斯佩格综合征——在男孩中的发病率高于女孩 8 倍。科学家们现在认为，典型的只有一条 X 染色体（一个女孩有两个 X 染色体）的男性大脑，在发育过程中被睾丸激素浸没，多少就会变得更容易出现社交障碍。患有这些疾病的人们体内额外的睾酮和基因，可能扼杀了一些大脑中负责情绪和社交敏感性的回路。

她想要加入团体，但得符合她的条件

到两岁半时，婴儿青春期结束了，女孩们进入少年停顿期更为平静的生活阶段。来自卵巢的雌激素流已经暂时停止，怎么会这样，我们还不知道。但我们确实知道，童年时期的男孩和女孩雌激素和睾酮水平都会变得非常低——尽管女孩的雌激素仍然是男孩的 6 到 8 倍。当女性谈论"她们回不去的少女时代"时，那便是她们通常所指的那个阶段。那是在如同满负荷音量摇滚乐一般的青春期之前的一段安静岁月。女孩们专注于自己最好的朋友，通常不喜欢和男孩子一起玩。研究表明，在不同文化中，2 至 6 岁的女孩都是如此。

我在两岁半的时候遇到了我的第一个玩伴麦奇，当时他快 3 岁了。我们家搬到了堪萨斯城昆西街麦奇家隔壁，两家后院彼此相邻。我家院子里有个沙坑，一副秋千架则横跨在两家无形的分界线上。

我们的妈妈很快就成为了朋友，尽享两家孩子一起玩时可以聊天或是可以轮流看顾我们的好处。据我妈妈说，几乎每次我和麦奇在沙坑里玩的时候，她都得来解救我，因为他不可避免地会抢我的玩具铲子或者桶子，却不让我碰他的。我会哭着抗议，当他妈妈试着把我的玩具从他手里夺走时，麦奇则会尖叫着向我们扔沙子。

妈妈们一次又一次地尝试，因为她们喜欢彼此相处的时光。但麦奇的妈妈不管怎么做——责骂他，和他讲道理教导分享的美德，剥夺他的一些特权，施以各种惩罚——都无法说服他改变自己的行为。我的妈妈最终不得不走出我们的街区，为我寻找其他玩伴。那些女孩有时也会抢夺，但总是可以讲道理，可能会言语伤人，但不会出手打人。我开始害怕每天与麦奇的争斗，自然对这种改变感到高兴。

这种偏好同性玩伴的原因在很大程度上仍然未知，但科学家推测两性大脑根本上的差异可能是一个原因。女孩的社交、言语和人际关系技能的发育比男孩要早上几年。他们完全不同的沟通和互动方式可能正是这些大脑变异的结果。男孩子通常喜欢摔跤、模拟格斗，以及粗野地玩弄小汽车、卡车、剑、枪和闹哄哄的——最好带爆炸性的——玩具。从 2 岁时开始，相较女孩，他们还倾向于威胁他人并陷入更多的冲突，不太可能共享和轮流使用玩具。相比之下，女孩子不喜欢粗野的游戏——如果争斗太多，她们就会停止玩耍。根据埃莉诺·麦科比（Eleanor Maccoby）的说法，当女孩被同龄男孩（他们只是在玩乐）推搡太多次，她们会逃离并找到另一种游戏来玩，并且最好远离那些兴奋异常的男孩子。

研究表明，女孩在游戏中轮流扮演的次数是男孩的 20 倍，而且通常她们游戏的主题是关于养育或者照顾关系中的互动。典型的女性大脑发育是这种行为的基础。在游戏中表达并由女孩的大脑发育所决定的社交议程就是为了建立亲密的一对一关系。相比之下，男孩的游戏通常与关系无关——它与游戏或玩具的本身以及社会地位、权力、领地防御和体能有关。

2005 年在英国的一项研究比较了 4 岁的小男孩和小女孩的社会关系品质，包括根据有多少其他孩子想和他们一起玩来判断他们的受欢迎程度，女孩们轻松得胜。这些同样 4 岁大的儿童在子宫内 12 到 18 周之间时也接受了睾丸激素水平的测定，那正是大脑发育成男性或女性大脑的时期。那些睾酮暴露最低的孩子在 4 岁时拥有最高品质的社会关系，她们正是女孩。

对非人类雌性灵长类动物的研究也提供了线索，证明这些性别差异是与生俱来的，并且需要恰当的激素启动作用。当研究人员在婴儿青春期阻断年轻雌性灵长类动物的雌激素时，她们将不会发展出对婴儿通常有的兴趣。此外，当研究人员给雌性灵长类动物胎儿注射睾酮时，被注射的雌性最终比普通雌性更喜欢粗野打闹的游戏。人类也是如此，虽然我们没有在小女孩身上进行过阻断雌激素的实验，也没有给人类胎儿注射过睾酮，但我们可以从称为先天性肾上腺皮质增生症 (CAH) 的罕见酶缺乏症患儿身上看到睾酮对大脑的这种影响，这种疾病大约每一万名婴儿中会出现一例。

艾玛不喜欢玩洋娃娃，她喜欢的是卡车，丛林攀爬架以及可以用来建造东西的装置。如果你在她两岁半的时候问她是男孩还是女孩，她会告诉你她是男孩，还会打你。被妈妈叫作"小小中后卫"的她会抢跑，可能撞倒任何在房间里的人。她用充绒动物玩具玩抛接时会使劲扔，让人很难接得住。她十分粗野，令学前班的女孩们不想和她一起玩。在语言发展方面，她也落后于其他女孩。虽然艾玛也喜欢连衣裙，喜欢阿姨为她设计发型。她的母亲林恩（Lynn）是一名狂热的自行车手、运动员和教科学的老师，当她带着艾玛来看我时，很想知道是不是因为自己是运动健将而影响了女儿的行为。大多数时候，10 个女孩就会有 1 个像艾玛这样的假小子。而在这个案例中，艾玛患有先天性肾上腺皮质增生症。

先天性肾上腺皮质增生症会导致胎儿在受孕后约 8 周时从肾上腺产生大量睾丸激素这种决定性和攻击行为的激素，那正是胎儿大脑开始各自形成男性或女性的时刻。如果我们观察在此期间大脑暴露于睾酮激增的女婴，会发现这些女孩在行为和可能的大脑结构上与男性更相似，而非女性。我用"可能的"这词是因为要研究蹒跚学步的孩子的大脑并没有那么容易。你能想象在不使用镇静剂的情况下，让一个 2 岁的孩子在核磁共振扫描仪里安静地坐上几个小时吗？但我们可以从他们的行为中推断出很多东西。

对先天性肾上腺皮质增生症的研究提供了睾酮会侵蚀女孩通常强健的大脑结构的证据。与其他同龄女孩相比，患有先天性腺皮质增生症的一岁女童的眼神交流明显更少。随着这些暴露于睾酮的女孩年龄的增长，她们更倾向于厮打吵闹，玩怪兽或动作英雄角色的幻想游戏，而不是假装照顾自己的洋娃娃，或者打扮得漂漂亮亮的、穿着公主服装。她们在空间测试中的表现也比其他女孩更好，得分与男孩相似，但在需要运用言语、同理心、关爱和亲密关系这些典型女性特质的测试中表现较差。这意味着，男性和女性大脑中负责社交联系的机制不仅受到基因的显著影响，还受到进入胎儿大脑中睾酮量的显著影响。林恩松了一口气，终于为女儿的一些行为找到了科学解释，那之前没有人会花时间向她解释先天性腺皮质增生症患儿大脑中发生了什么。

性别教育

大自然当然在发起特定性别的行为方面拥有最强大的力量，但经验、练习，以及与他人的互动也能调整神经元和大脑机制。如果你想学习弹钢琴，你必须练习。每次你练习时，大脑都会为这项活动分配更多的神经元，直到最终你在这些神经元之间建立起新的回路，这样，当你再坐上琴凳，演奏变成了第二天性。

为人父母的我们自然地回应着自己孩子的喜好。有时我们甚至会令人厌烦地重复某种举动——譬如妈妈的微笑或是木头火车嘈杂的汽笛声——让我们的孩子咯咯笑。这种重复会增强婴儿大脑中对最初吸引他注意力的事物进行处理和反应的神经元和神经回路。循环往复中，孩子们便学会了他们的性别习俗。因为小女孩对面部表情的反应如此之好，爸爸妈妈很可能会做出很多表情，这样她的反应又会变得更加好。她投入某项能增强她的面部表情读取技能的活动中，而她的大脑也会为该活动分配越来越多的神经元。性别教育和生物基础的协作造就了我们成为自己。

成人对女孩和男孩行为的预期在塑造大脑回路方面发挥着重要作用，如果温蒂当初屈从于自己关于女孩要比男孩更加脆弱、更不愿冒险的成见，可就毁了她的女儿萨曼莎。温蒂告诉我，萨曼莎第一次爬上攀爬架梯子想要自己滑下滑梯时，马上就回头看向温蒂征求她的同意。如果她从母亲的面部表情中感觉到不赞成或是恐惧，她可能就会停住，爬下来，请求妈妈的帮助——就像 90% 的小女孩会做的那样。而当温蒂的儿子到了同样的年龄时，根本就不会想到去探寻她的反应，不会在乎温蒂是否赞成这步独立之举。萨曼莎显然已经准备好接受这一步向"大女孩"的飞跃了，因而温蒂成功压制住了自己的恐惧，给了女儿她所需要的认可。她说她希望当时能用一台相机来记录萨曼莎过一个小土包滑到底部时的那一刻。她脸上洋溢着骄傲和兴奋的笑容，并且立刻跑到妈妈身边，给了她一个大大的拥抱。

大脑的第一个组织原则显然是基因加上激素，但我们不能忽视我们与他人和环境的互动时对大脑的进一步塑造。家长或看护人的语气、碰触和言语都有助于组织婴儿的大脑并影响着孩子的现实感。

科学家们仍然不确知在多大程度上可以重塑大自然赋予我们的大脑。这与直觉相相悖，但一些研究表明，男性和女性的大脑可能对环境影响具有不同的遗传易感性。不管怎样，从我们已知的可以看出，应该摒弃从根本上被误解的先天与后天之争：两者对于儿童发展来说是密不可分的。

专横的大脑

如果你是一个小女孩的家长，你会亲身了解到她并不总是像文化让我们相信她应该的那样顺从和乖。每当他们的女儿得到她想要的东西时，许多父母对她们的期望都破灭了。

"好的，爸爸，现在洋娃娃们要吃午饭了，我们得给她们换衣服。"蕾拉对她的父亲查尔斯说。于是查尔斯认真地把娃娃的衣服换成了派对服装。"爸爸！不，"蕾拉尖叫道，"不是派对礼服！是吃午餐时穿的套装！而且她们不会用那样的方式说话。你应该说我让你说的话。现在再好好说一遍。"

"好吧，蕾拉。我会照你说的做。但告诉我为什么你喜欢和我一起玩洋娃娃的游戏，而不是和妈妈？"

"因为，爸爸，你照着我告诉你的方式来玩。"查尔斯对这个回答有些困惑。蕾拉的无所顾忌可把他和卡拉吓了一跳。

在少年休停期间也并非所有一切都风平浪静。小女孩通常不会像小男孩那样通过打打闹闹的游戏、摔跤和拳脚相向表现出攻击性。平均而言，女孩在社交技能、共情力和情商上强过男孩——但不要被此欺骗。这并不意味着女孩们的大脑中不具备运用自己的一切力量来达成心愿的机制，她们可是会变成"小暴君"来实现自己的目标。那么受小女孩的大脑所支配的那些目标会是什么呢？建立联系，创建团体，组织和协调出一个女孩的世界，令她处于那世界的中心。这就是女性大脑的攻击性发挥作用的地方——它永远也不可避免地保护着对它来说重要的东西，即关系。但攻击性可能将他人驱离，从而破坏女性大脑的目标。因此，女孩会在确保自己处于人际关系世界的中心以及驱离这些人际关系的风险之间小心行事。

还记得那对共享衣柜的双胞胎姐妹吗？当其中一位要求另一位借给她粉红色衬衫换绿色衬衫时，她设置出的情境是，如果对方说"不"，就会被认为是小气的。没有去抢衬衫，而是用了她最擅长的技能——言语——来得到她想要的东西。她认定姐妹不会想被看成是自私的人，而她的姐妹也确实放弃了那件粉色衬衫。在不牺牲关系的情况下使她得偿所愿。这就是粉红色的攻击性。攻击性对两性来说都意味着生存的需要，在两性中都有其大脑回路。只是在女孩身上更为微妙，这也许反映了她们独特的大脑回路。

社会和科学观认定女孩天生行为良好其实是在与男孩对比时形成的错误刻板印象。相比之下，女孩一出场带着玫瑰香，女性之间也不需要互相排挤，所以她们当然看起来没有男性那么具备攻击性。从所有标准来看，男性的攻击性平均是女性的 20 倍，这一点去监狱里转上一圈看看就能得到证实。在被女性大脑擅长沟通和社交的温暖光芒所迷惑之后，我几乎要将讨论攻击性的内容从这本书中删除，女性对于冲突的厌恶差点儿欺骗了我，认为攻击性根本不是我们性格中的一部分。

卡拉和查尔斯不知道该如何处理蕾拉的颐指气使，在教导父亲如何玩洋娃娃事件之后，这坏毛病并没有终止。当她的朋友苏西画了一个黄色而不是按她要求的蓝色小丑时，她尖叫了起来；如果餐桌上的谈话没有融入蕾拉，那简直就是上天不容。她的女性大脑要求只要她在场，就必须参与到任何沟通或联系中。被排除在外是她的女孩脑回路无法承受的。对她那颗石器时代的大脑来说——面对事实吧，我们仍然是洞穴里的人——被排除在外可能意味着死亡。

　　　　　　　　　　　　　　　　　　女性大脑

我向卡拉和查尔斯解释了这一点，他们决定等待这个阶段结束，而不是试图改变蕾拉的行为——当然是在不过分时。

我不想告诉卡拉和查尔斯，蕾拉当时让他们经历的一切还什么都算不上。她的激素水平是稳定的，处于低谷，她的现实感也相当稳定。当激素重新提升，少年休停期结束时，卡拉和查尔斯可就不再只需处理蕾拉专横的大脑了。阻止她冒险的大脑插销将被拔出，这将驱使她忽略父母，怂恿某个同伴，离家出走，让自己与众不同。少女时代的现实将会爆发，童年时期在女性大脑中建立的每一项特质——沟通、社会关系、渴望被认可、从面部表情中读取关于思考或感受的线索——都会增强。这是一个女孩与她的女性朋友们交流最多的时候，为了感到安全和受保护而形成了紧密联系的社交团体。但在这种由雌激素驱动的新现实中，攻击性也起着重要作用。少女的大脑会让她感觉强大、永远正确，并且对后果视而不见。没有这种驱动，她将永远无法长大，但要平稳度过这一时期，尤其是对于少女来说，并不容易。随着她开始体验自己完整的"女权"，其中包括经前综合征、性竞争和对女孩小团体的控制，她的大脑状态往往会让她的现实感变得有些像地狱般。

第二章 少女的大脑

戏剧化，戏剧化，戏剧化，这就是少女生活和少女大脑中正在发生的事情。"妈妈，我真的不能去学校。我才发现布赖恩喜欢我，可是我长了一个巨大的痘痘，又没有遮瑕膏。天啊！你怎么可能认为我会去？""家庭作业？我告诉过你，我再也不做了，除非你答应送我去学校。我可受不了跟你再多住一分钟。""不，我和伊芙还没有聊完呢。还不到两个小时，我可不挂电话。"如果你家里住着个现代版的少女大脑，这就是你会听到的。

青少年时期是一个躁动的时期。少女的大脑正经历萌芽、重组和修剪神经回路，这些回路驱动着她思考、感受和行动的方式——并且痴迷于自己的外表。她的大脑正展开那些关于如何成为女性的古老指示。在青春期，女孩的整个生理目标就是变得更性感。她开始根据同龄人和媒体中其他有吸引力的女性形象来评判自己。这种大脑状态是由古老的女性基因蓝图之上的新一轮激素激增造成的。

对于我朋友雪莉十几岁的女儿们来说，吸引男性注意力是一种新发现且令人兴奋的自我表达方式，而在她们的大脑通路中流淌的高纯度的雌激素助长着她们对此的痴迷。影响她们针对社会压力的反应度的激素正在飙升，这正是她们那些稀奇古怪的念头和服装选择的缘由，也解释了为什么她们总不停盯着镜子看自己。她们几乎只对自己的外表感兴趣，尤其在乎那些在她们现实世界和幻想世界中的男孩们是否会觉得她们有吸引力。雪莉说，谢天谢地，她家有3个浴室，因为她的女儿们在镜子前会花几个小时检查毛孔，拔眉毛，希望看到自己的臀部紧致、乳房变大、腰围变小——这一切都是为了吸引男孩子。无论社交媒体是否影响她们的自我形象，女孩们都可能会这样做。即使她们没有在每本杂志的封面上看到那些骨瘦如柴的女演员和模特，激素也会驱使她们的大脑产生这些冲动。她们会沉迷于男孩是否认为自己长得好看，因为她们的激素在大脑中创建了这样一个现实，即对男孩有吸引力是最重要的事情。

她们的大脑正努力为自己重新布线，这就是为什么随着少女们为独立和自我确认而抗争，冲突会增加并变得更加激烈的原因。她们到底是什么样的人？ 她们正在发展最能让自己成为女性的部分——沟通、建立社会纽带和扶持周围人的能力。如果家长们了解少女大脑回路中发生的生物学变化，就可以在这些不稳定的岁月中对女儿的自尊心和幸福感给予支持。

驾驭雌激素、孕激素的浪潮

少女时代的一帆风顺结束了。现在，父母发现自己在一个郁郁寡欢、喜怒无常且逆反的孩子身边如履薄冰。所有这些戏剧化都是因为少女或青少年休停期已经结束，随着她从蹒跚学步开始就受到控制的下丘脑脉动细胞中的化学刹车被解除，他们女儿的脑垂体腺已经焕发生机。这种细胞释放会激发下丘脑—垂体—卵巢系统发挥作用。这是他们女儿的大脑自婴儿青春期以来第一次被高水平的雌

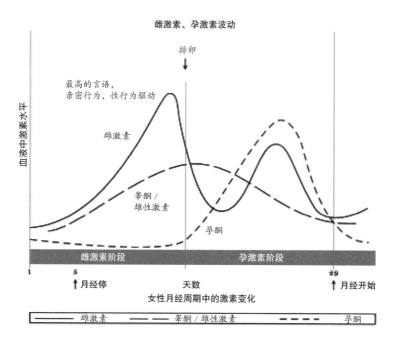

雌激素、孕激素波动

排卵

最高的言语，
亲密行为，性行为驱动

血液中激素水平

雌激素

睾酮 / 雄性激素

孕酮

雌激素阶段　　　　　　孕激素阶段

1　　5　　　　　　　　　　天数　　　　　　　　　29
　月经停　　　　女性月经周期中的激素变化　　月经开始

| —— 雌激素 | —— 睾酮 / 雄性激素 | --- 孕酮 |

激素浸泡。事实上，这是她的大脑第一次经历雌激素、孕激素激增，这种激增来自于卵巢中每月反复出现的波动，每日和每周都在变化中。

　　雌激素和孕酮的涨潮开始为少女大脑中在胎儿期就埋设好的许多回路提供燃料。这些新的激素激增确保她所有女性特有的大脑回路将对情绪的细微差别变得更加敏感，如赞同和反对、接受和拒绝。而随着她的身体发育，她可能不知道如何解释新发现的性关注——那些盯着她的目光是赞许还是反对？她的胸部是长得好还是长坏了？有些日子她的自信心很强大，有些日子又像是悬于危线。童年时她就能从另一个人的声音中听到比男孩更加广泛的情绪语调，现在这种差异变得更大了。而她感受他人反馈时的滤筛也取决于她所处生理周期的位置——某些日子反馈会增强她的自信，某些日子则会摧毁她。有一天你可以告诉她说，她的牛仔裤腰裁得有点低，她会不理睬你。但如果你逮着她的生理周期中糟糕的某天了，她听到的是你叫她荡妇，或是你在告诉她她太胖了，穿不了那条牛仔裤。即使你没有那么说或意不在此，她的大脑就是会那么解读你的评论。

我们知道女性大脑的许多部分——包括负责记忆和学习的重要场所（海马体）、控制身体器官的主要中心（下丘脑）和情绪的主控中心（杏仁核）都受到这轮新的雌激素和孕激素刺激的特别影响。它可以提高批判性思维并精调情绪反应力。这些增强的大脑回路将在青春后期和成年早期稳定成型至成年期的样子。与此同时，我们现在知道，雌激素和孕激素的激增开始塑造青春期女性大脑，尤其是海马体，每周都会经历对压力敏感度的变化，而这种变化将一直持续到更年期。

匹兹堡心理生物学研究中心的研究人员研究了正常 7 岁到 16 岁的青春期孩子，测试他们的压力反应能力和日常皮质醇水平。女孩们表现出更强烈的反应，而男孩对压力的反应力反而是下降的。进入青春期后，女性身体和大脑对压力的反应与男性不同。大脑中雌激素和孕激素水平的波动是造成女性海马体中这种相反的压力反应的原因。男性和女性会对不同类型的压力产生反应。女孩开始对人际关系压力做出更多反应，男孩更加侧重于针对他们的权威的挑战。人际关系冲突会导致少女的压力系统疯狂，她们需要的是被喜欢和维持社交关系；而少男们需要的是被尊敬，以及在男性等级中占据更高的序位。

女孩的大脑回路经由雌激素的安排和驱动，通过抚育活动和创建保护性社交网络来应对压力。她们讨厌人际关系冲突，其大脑的压力反应很大程度上由社会排斥引发。月经周期中雌激素水平的潮起潮落每一周都会改变这种对心理和社会压力的敏感度。周期的前两周，雌激素水平处于高位，女孩更有可能对社交感兴趣并与他人轻松相处。在周期的后两周，当孕酮处于高位而雌激素稍低，女孩更容易出现易激惹的反应，并且想要独处。雌激素和孕酮每个月都会重置大脑的压力反应。一个女孩的自信心可能在这一周很高，但在接下来的一周却又如履薄冰。

在童年休停期，当雌激素水平稳定且处于低位时，女孩的压力系统会更加平静和稳定。一旦雌激素和孕激素水平在青春期飙升，她们对压力和疼痛的反应度都会开始提升，所有这些都以大脑中对压力激素皮质醇的新反应为标志。她们很容易感受压力，高度紧张，因而会开始寻找放松的方法。

她该如何冷静下来？

我在教一班 15 岁的孩子关于男性和女性大脑差异的课程时，曾经让男孩子和女孩子提出一些他们一直想问彼此的问题。男生们问道："女生为什么要一起去上厕所？"他们以为答案会涉及性，但女孩们回答说："那是学校里唯一我们可以去聊天的私密场所！"不用说，男孩们简直无法想象对另一个男生说："嘿，要一起去洗手间吗？"

这样的场景捕捉到的正是两性间关键的大脑差异。正如我们在第一章中看到的，负责社交和言语联系的回路在典型女性大脑中比在典型男性大脑中更加天然地被装备。正是在青少年时期，女孩大脑中大量的雌激素会激活催产素和性别特定的女性大脑回路，尤其是那些负责交谈、调控情绪和社交的回路。那些喜欢泡在洗手间里的高中女生们正在巩固她们最重要的人际关系——与其他女孩。

许多女性从相互陪伴中找到了生理上的慰藉，而语言是女性相互联系的黏合剂。毫不奇怪，女性大脑的某些语言区域比男性更大，而且平均而言，女性比男性说话和倾听要多很多。数字各不相同，但平均每天女孩说的话比男孩多 2 到 3 倍。我们知道，女童更早开始说话，到 20 个月大时，词汇量是男童的 2 倍或 3 倍。男孩们最终会在词汇量上赶上，但语速或重叠发言能力却赶不上。女孩普遍说话速度更快，尤其在社交场合中。男人并不总是欣赏这种言语优势。在殖民时期的美国，妇女会因为"说话太多"而获罪被关在惩戒区，舌头上夹着木夹子，或者被"浸水刑凳"折磨，几乎溺在水下——这些惩罚从未对男人施加过。即使在我们的灵长类表亲中，雄性和雌性的声音交流也存在很大差异。例如，雌性恒河猴比雄性更早地学会发声，并且每天都会使用到它们种群的 17 种声调中的每一种来相互交流。相比之下，雄性恒河猴只会学习 3 到 6 个音调，且一旦成年，它们会一连几天甚至几周都不出声。听着熟悉吧。

为什么女孩们喜欢去洗手间聊天？为什么她们关起门来花那么多时间煲电话粥？那是她们正交换秘密和八卦，以此与同伴建立起联系和亲密关系，发展出带秘密规则的紧密派系的方法。在这些新群体中，交谈、讲述秘密和闲聊八卦往往是女孩们最喜欢的活动——也是她们用来应对生活起伏和缓解压力的工具。

从仙娜的脸上我能看出这一点。她的母亲正抱怨无法让 15 岁的她专心学习，甚至无法谈论关于学校的事情，更甭提让她待在餐桌旁好好吃饭。仙娜坐在我的候诊室里，一副就像被麻醉了的呆愣表情，一边还等着她的女性朋友帕克的下一条短信。仙娜的成绩一直不是很好，而且她在学校里变得有些行为问题，所以她不被允许去朋友家玩。她的母亲洛伦也禁止她使用手机和电脑，但仙娜认为这种断绝她与朋友之间联系方式的反应太过分了——她会尖声大叫，摔门，把她的房间搞乱——以至于洛伦最终心软了，每天给她20 分钟的时间用手机联络朋友。但因为不能私下交谈，仙娜便使用短信方式来沟通。

这种行为是有生物学原因的。通过谈话建立起联系会激活女孩大脑中的愉悦中心，而分享带有浪漫和性暗示意味的秘密则会更大强度地激活这些中心。这种愉悦可不是微少的，而是巨大的。这种大量多巴胺和催产素的激增可能带给你除性高潮之外最大、最深厚的神经系统回报。多巴胺是一种神经化学物质，刺激着大脑中激励和愉悦的回路。青春期的雌激素会增加女孩体内的多巴胺和催产素。催产素是一种神经激素，能触发亲密行为，也能被亲密行为所触发。当雌激素水平上升时，少女的大脑会被促使制造更多的催产素——并更多地增强社交联系。在女性生理周期的中段，雌激素水平处于最高峰时，女孩体内的多巴胺和催产素也可能处于最高水平。这时不仅她的言语输出量最大，她对亲密行为的渴求也达到顶峰。亲密行为会释放更多的催产素，这会增强联络的欲望，而联络继而又带来愉悦和幸福感。

催产素和多巴胺的产生在青春期开始时都是受到卵巢雌激素刺激的结果——在女性余生可生育的岁月中也是如此。这意味着与青春期之前相比，少女们开始从联络和契合中获得更多乐趣——玩弄彼此的头发、一起八卦和购物等。这与可卡因或海洛因成瘾者吸毒时获得的多巴胺冲动相同。多巴胺和催产素的结合形成了这种附带减压效应的亲密行为驱动的生物学基础。如果你十几岁的女儿一直和她的朋友煲电话粥或者发短消息，那是女孩子爱做的事，正帮助她度过充满压力的社交变化。但你也不必让她的冲动来支配你的家庭生活。洛伦经过数月的协商，终于让仙娜在不满世界发短信的条件下坐下来吃完家庭晚餐。因为少女们的大脑从沟通中获得太多的回报，要约束这种习惯可真难啊。

男孩终归是男孩

我们知道女孩的雌激素水平在青春期会上升，并且会按下她们大脑中的开关，令她们更多地交谈，更多地与同龄人互动，更多地想到男孩子，更多地担心自己的外表，更常被压力所困，也有更多戏剧化的情绪表达。她们渴望与其他女孩，当然还有男孩，建立联系。从交谈和联络中获得的多巴胺和催产素的飙升，又不断促使她们寻求这些亲密的联系。她们不知道，这只是自己专属的女孩现实。大多数男孩对这种语言联系并没有如此强烈的渴望，因而与同辈男性亲密语言接触的尝试可能带来令人失望的结果。期待男朋友像自己的女性朋友那样和自己聊天的女孩会惊掉下巴的。电话中当她希望对方说些什么时，可能等来的是令人痛苦的沉寂。通常她最大的希望就是他能做一个细心的倾听者。她可能意识不到，他只是觉着无聊，想要回去玩电子游戏。

这种差异也可能是女性一生对婚姻伴侣感到失望的最主要原因——他不喜欢社交，也不渴望长谈。但这不是他的错，当他十来岁时，体内睾丸激素水平开始飙至顶峰，于是他"没入青春期"。我的一位心理学家朋友说起她 15 岁的儿子再也不想和她说话了就是处在这个时期，逃难似的成天只和小伙伴在一起或是沉迷于线上游戏，甚至一想到家庭聚餐或远足就明显怯退，就想一个人待在自己房间里。

为什么之前善于沟通的男孩变得如此少言寡语，以至于当他们到了十几岁时濒临自闭？那是因为睾丸激素的激增正浸泡着男孩们的大脑。睾酮已被证明会减少交谈以及对社交的兴趣——除非涉及到运动或者性追求。实际上，他们变得痴迷于性追求和身体部位。

我在教那班 15 岁孩子们的课时，轮到女孩们问男孩们问题了，她们想知道的是这个："你们喜欢毛发少的女孩还是毛发多的女孩？"我以为她们指的是发型，长发还是短发。但我很快意识到她们指的是男孩们对阴毛疏密的偏好。男孩们响亮地答道："当然是无毛。"我们对此也不必婉转回避，年轻的十几岁的男孩子们通常就是一门心思地着迷于性幻想、女孩的身体部位和手淫的需要。他们不愿与成年人交谈是源于一个神奇的想法，即成年人会读懂他们话里行间和眼神中流露的意思，会知道性作为主题已经主宰了他们的思想、身体和灵魂。

陷入这些想法中，一个十来岁的男孩时常感觉孤独和羞耻。他会以为自己是唯一那个被如此强烈的性幻想所消耗的人，并且一直担心会有人注意到他似乎无法控制住的生理勃起，直到他的伙伴们开始开玩笑，对女孩们的身体品头论足。一天当中多次出现令人难以抗拒想要手淫的狂热冲动令他不知所措，他生活在害怕"被发现"的恐惧中。他对与女孩之间的言语亲密更加小心翼翼，虽然日复一日他都梦想着与她们发生其他形式的亲密关系。那些岁月当中得有几年，在少女和少男大脑中对于亲近有着截然不同的优先等级。

对冲突的恐惧

研究表明，女孩在分子和神经层面上都被激励着去缓解，甚至阻止社交冲突。不惜一切代价维持住关系是女性大脑的目标，在十几岁的少女大脑中可能尤其如此。

我记得，当我的朋友雪莉的大女儿埃拉娜处在那个阶段时，几乎每天晚上都和她最好的闺蜜菲利斯一起过夜——如果晚上不在一起，她们就会打电话，直到不得不上床睡觉。她们计划着第二天穿什么衣服，聊着喜欢上了哪个男孩，一起一边看着电视一边讲电话。一天，菲利斯开始讲班上一个没那么受欢迎的女孩的坏话，那个女生是埃拉娜小学时亲密的朋友。菲利斯尖酸刻薄的话让埃拉娜感到不舒服和愤怒，但当她想到要与菲利斯对峙时，身心都会被一阵焦虑炙烤。她真切地感受到，如果她对菲利斯当面做出哪怕一丝批评，就可能导致一场终结友谊的争吵。不愿冒险失去与菲利斯的友谊，埃拉娜决定什么也不说。

每个女人一想到冲突，即使是小分歧，脑海中都会播放这盘磁带。与男性大脑相比，女性大脑对人际关系中冲突和拒绝的负面警觉反应要大得多。男性常常享受人际冲突和竞争，甚至从中得到积极的推动。冲突更有可能在女性体内引发一连串的负面化学反应，制造出压力、不安和恐惧感。只要一想到可能存在冲突，女性大脑就会解读为对关系的威胁，进而真心忧虑起她与朋友的下一次谈话将会是他们最后一次谈话。

当一段关系面临威胁或失去时，女性大脑中的一些神经化学物质如血清素、多巴胺和催产素（俗称"连接激素"）的水平就会降至谷底，而压力激素皮质醇就会接管，她便开始感到焦虑、失落、害怕被拒绝和落单。很快，她便开始渴求那种良性的带来亲密感的药物——催产素。社交联系增生出大量的催产素，能让她获得亲近感。但一旦社交联系消失，催产素和多巴胺见底，她便陷入情绪问题中。

一旦女人情感上受到伤害，激素的骤变就会引发一种可怕的幻想，即这段关系将会结束。这就是为什么埃拉娜决定不理会菲利斯对她的老朋友的刻薄评论，这样她就不必冒险可能会结束她们之间友谊的争吵。这就是在女性大脑中上演的可怕现实。这就是为什么友谊破裂，或者仅仅是社交孤立的想法会给女性带来如此大的压力，对十来岁的少女尤其是。大脑中装备有许多监控亲密感的回路，当亲密感受到威胁，大脑便会大声发出遗弃警报。得克萨斯大学的罗伯特·约瑟夫斯得出的结论是，男性的自尊更多源于自身保持独立于他人的能力，而女性的自尊在某种程度上源于与他人保持亲密关系的能力。因此，女人或女孩大脑中最大的压力来源，可能是害怕失去亲密关系以及随之而来极为重要的社会支持的缺乏。

女孩在青春期不断增加的压力和焦虑反应甚至可能与小圈子和社团的形成有关。事实上，小圈子的形成可能正是她压力反应的结果。直到最近，人们还假定所有人类都以"战斗或逃跑"反应来应对压力，这是 W.B. 坎农（W.B.Cannon）在 1932 年描述的一种行为。该理论认为，处于压力或威胁之下的人在有合理的获胜机会时会攻击威胁的来源；否则，那个人会逃离威胁处境。然而，"打得赢就打，打不赢就跑"这样的行为可能并不符合所有人的性格。加州大学洛杉矶分校的心理学教授雪莉·泰勒（Shelley Taylor）认为，实际上，那更有可能是男性针对威胁和压力的反应。

确切地说，两性在急性压力下都会经历大量的神经化学物质和激素激增，从而为应对迫在眉睫的威胁做好准备。这种系列反应可以让男性迅速采取行动——他们的攻击性通路比女性更直接。但争斗对女性来说，在进化适应性上可能不如男性，因为女性在身体上击败体型较大的男性的机会较小，即使她们与对手力量相当，选择争斗可能意味着会留下脆弱无助的孩子孤苦伶仃。在女性大脑中，攻击性回路与认知、情绪和言语功能更加紧密相连，而男性的攻击性通路则更紧密地与身体反应相关的大脑区域相连。

至于逃跑，通常女性在怀孕、哺乳或照顾弱小孩童时不太能跑。研究发现，一旦形成了母婴纽带，处于压力下的雌性哺乳动物很少会抛弃自己的婴儿。因此，除了"战斗或逃跑"之外，女性看来还有其他的压力反应来保护自己和依赖于她的孩子。这类反应当中的一种可能就依赖于社会关系。处于紧密联系的社交团体中的女性，更有可能在身处威胁或压力情境中寻求互相帮助。一个团体的成员可以在冲突发生之前提醒彼此注意，让她们能够远离潜在的危险，继续安全地照顾依赖她们的孩童。这种行为模式被称为"照料和结盟"，这可能是一种女性专有的策略。照料涉及促进安全并减少自我和后代困苦的抚育活动，结盟则是创建和维护可能有助于这一进程的社交网络。

请记住，我们现代女性的大脑仍然拥有我们最成功的女祖先的古老脑回路。正如对一些非人类灵长类动物的研究所表明的那样，早在哺乳动物进化时期，当受到雄性动物威胁时，雌性动物可能已经形成了良好的社交网络来获得支持。例如，在某些种类的猴子中，如果一只雄猴对一只母猴过度挑衅，她所在团体中的其他母猴会过来击退他，她们会肩并肩地站在一起，用威吓的叫声驱赶他。这些女性网络也提供其他类型的保护和支持。许多种类的雌性灵长类动物会互相看顾对方的婴儿，分享在哪里可以找到食物的信息，并为年轻的雌性示范母育行为。加州大学洛杉矶分校的人类学家琼·锡尔克（Joan Silk）发现了雌性狒狒的社会联系程度与繁殖成功率之间存在直接关联。她为期 16 年的研究表明，那些拥有最多社交联系的母亲拥有最多数量的存活婴儿，从而提高了传递她们基因的成功率。

十来岁的少女在学校洗手间里的那些亲密谈话，正是她们在开始自动建立和练习这些友谊联系。从生物学意义上说，她们正在迈向最佳生育力阶段。她们体内的石器时代大脑充满了神经化学物质，告诉她们要与其他女性建立联系，以便获得帮助保护她们的孩子。原始的大脑在对她们说，"失去这种亲密联系，你和你的后代都会完蛋。"这可是个强有力的信息。难怪女孩们很难忍受被冷落的感觉。

大脑跟随着雌激素敲击的鼓点

仙娜 10 岁时，洛伦更难叫她起床上学了。仙娜开始在周末要睡到中午才起床。洛伦确信这种睡眠模式反映出仙娜的坏习惯——她会等到最后一刻才完成重要的事项，而且喜欢熬夜看电视。仙娜开始感到沮丧，因为妈妈总是在说她是个懒虫，但仙娜不明白为什么会这样，她只是累了，想要睡觉。她们第一次来看我时，母女俩正在争吵中。

实际上，仙娜大脑中的睡眠细胞在青春期已经被卵巢雌激素激增重置。雌激素几乎影响着少女经历的方方面面，包括对光和日常光照——黑暗循环的敏感度。雌激素受体在大脑视交叉上核的 24 小时时钟细胞中被激活，这些细胞集群协调着身体每日、每月和每年包括激素、体温、睡眠和情绪的节律。雌激素甚至直接影响着控制呼吸的脑细胞。它开启了女性独特的睡眠周期以及个体的生长激素。到了青春期，雌激素决定着女性大脑中一切事务的时机——女性和男性的大脑最终跟随不同鼓手的节奏前行。

女孩在 8 到 10 岁左右——男孩则在一年或更长时间后——大脑的睡眠时钟开始改变其设置，导致更晚就寝、更晚起床以及更长的整体睡眠时间。一项研究表明，9 岁时，男孩和女孩的大脑在睡眠时的脑电波完全相同。到 12 岁时，与男孩相比，女孩睡眠中的脑电波发生了 37% 的变化。科学家们得出的结论是，这表明女孩的大脑成熟得更快。少女大脑中多余神经突触的修剪比男孩开始得更早，因此也使她们更快迈向所有大脑回路的成熟。平均而言，女性大脑比男性大脑早成熟两到三年。几年后，男孩的大脑中也会出现类似的情况，但到了 14 岁时，他们的睡眠时相甚至会比女孩再晚一小时。而这只是与两性不同步的开端。女性倾向于更早一些入睡和起床，这种差异将持续到更年期之后。

这些年来，我又多次见到仙娜和她妈妈。因为仙娜需要几年的时间适应雌激素在她大脑中创建的新节奏，问题变得更加难搞。有次在她生理周期的第 26 天，仙娜不是尖叫，而是厉声尖叫道："不管怎么着，我明天就是要去海滩，别拦着我。"

"不行，仙娜，"洛伦回道，"你不能跟那帮孩子一起去。我跟你说过我不喜欢他们大手大脚瞎花钱，而且我肯定他们还吸毒。"

"你在说什么呀？你就是一个不懂生活的老古板。你就没有活得精彩过。你小时候就是那种又丑又无趣的乖乖女。酷的东西摆在你面前你都不认识。你受不了我比你聪明比你酷，你就是一个混蛋！"

洛伦被气到失控，平生第一次给了她女儿一耳光。

受雌激素控制得最明显的周期是月经周期。小女孩来月经的第一天可能会令她感到兴奋和困惑。这是一个值得庆祝的时刻，虽然不似嬉皮士感觉到的新时代，但每个月的月经周期都会刷新女孩大脑中的某些部分并为其充电。雌激素充当着细胞的肥料——刺激她的大脑，也让女孩在周期前两周的社交活动中更加放松。在第一周和第二周（雌激素期），海马体中的连接增长了25%，这让大脑变得更加敏锐，运作起来要好一些，头脑更清晰，记忆力也更强，思维更加快速敏捷。然后在第14天左右排卵时，孕酮开始从卵巢中喷涌而出并逆转雌激素的作用，对海马体中的那些新连接起着像除草剂的作用。在生理周期的后两周，孕酮会首先让大脑变得更加镇静，随后逐渐变得更加易怒，更不专注，然后更迟缓。这可能是月经周期后半期压力敏感度变化的关键原因之一。雌激素水平上升的前两周建立的额外连接在后两周被孕酮逆转。

在月经周期的最后几天，当孕酮水平骤降时，其镇静作用会突然消失，让大脑暂时感到不安、压力和易怒。仙娜对着她母亲大喊大叫，正是在那个时期。许多女性说，就在月经开始前她们会变得更加容易哭泣，时常感到烦乱、压力大、攻击性强、消极、敌对，甚至是绝望和沮丧。在我的诊所里，我们称之为"看狗粮广告都会哭泣"的日子，在那个短暂的时期，即便愚蠢、多愁善感的事情也会引发泪流满面的反应。最初，这种突然的情绪变化会让像仙娜这样的女孩感到惊讶。关于月经周期，孩子们以为所有她们需要知道的就是记得带上卫生棉条，以及在开始流血的那天起服用布洛芬或者萘普生一类的镇痛药物以缓解痉挛。即使没有流血，她们的激素循环也会对大脑产生影响，这种想法也需要一些时间来适应。成年时她们便知道如何应对了。大多数女性都知道，在第三周和第四周，愤怒的冲动得纳入"两天法则"处理——她们会等上两天再看是否还想为此采取行动。

又过了几天，仙娜才意识到她不应该那样跟妈妈说话。随着孕酮期结束以及雌激素水平回复，她的烦躁情绪开始减弱，海马体中的连接再次萌芽，大脑齿轮被润滑能满负荷工作。很快，她的俏皮话和自作聪明的言论又让每个人大吃一惊，这给她带来一些麻烦——男孩们有时会跟不上，女孩们一起略胜一筹。一些女性的大脑表现会随着月经周期的激素变化而波动。大脑中对雌激素最敏感的部位之一——海马体——是处理单词记忆的主要中继站。这可能是女性在生理周期中雌激素水平最高的一周（即第二周）语言表现增强的生物学原因。我经常和研究所里我的女学生开玩笑说，她们应该在生理周期的第 12 天参加口试，那正是她们言语表现到达巅峰的时候。也许对于 10 来岁的少女和参加高考的人来说应该管用——或者对于想要在吵架中赢过丈夫的妻子们来说也是如此。

为什么少女的大脑会大惊失色？

想想吧。你的大脑一直相当稳定，一直以来体内的激素水平也

　　　　　　　　　　　　　　　　　　　　　女性大脑

处于稳态流动中，或是缺乏的状态。前一天你还跟妈妈一起聚会喝茶，第二天你却骂她是个混蛋，更别提作为一个 10 来岁的小姑娘，你最不想做的就是挑起冲突。从前你觉得自己是个乖乖女，而现在不知怎么，似乎你的性格也变了，所有你对自己的了解突然间土崩瓦解，女孩的自尊心被割出一道巨大的伤口。但这背后其实只是一场相当简单的化学反应，对于成年女性来说也是如此。如果你知道是怎么回事，当然就不一样了。

一些女性的烦扰是因为大脑中雌激素和孕激素消退引起的，这种情况发生在生理周期的第四周。激素急剧下降，大脑开始渴望它们的镇静作用，但又得不到它们时，大脑就会变得烦躁，那种烦躁带来的不适可以类比癫痫发作。确切地说，一小部分女性会有这样的真实体验，但这可不是什么好玩的事儿。因此，在出血开始前几天，压力和情绪反应会急剧增加。马里兰州贝塞斯达的国家心理健康研究所的大卫·鲁本诺（David Rubinow）及其同事一直在研究经期情绪变化。他们已经发现了直接证据，表明月经周期中激素水平的波动会增强大脑回路的兴奋性，这是通过惊跳反射来测量的，也就是我们大多数人所说的处于胆战心惊的状态，这与压力反应有关。这项研究有助于解释为什么女性在激素消退量最大时常常感觉更加烦躁。

尽管 80% 的女性只会受到每月激素变化的轻微影响，仍有约 10% 的女性表示她们会变得非常紧张并且容易心烦意乱。卵巢中产生最多雌激素和孕激素的女性更能抵抗压力，因为她们的大脑中有更多的血清素（一种让你感到轻松的化学物质）细胞。那些雌激素和孕激素最少的女性对压力更敏感，血清素脑细胞也更少。对于这些对压力最敏感的人来说，月经开始前的最后几天可能是人间地狱。敌意、绝望的抑郁感、想要自杀、惊恐发作、恐惧，以及无法控制，一阵阵发作的哭泣和暴怒困扰着她们。激素和血清素的变化会导致大脑中负责判断的区域（前额叶皮质）功能失常，剧烈的、不受控制的情绪会更加容易从大脑中的原始部位激发出去。

仙娜就属于这一类。在月经前的一或两周，她经常因为谈吐不合时宜和在课堂上捣乱而陷入困境。她前一分钟招人生厌还咄咄逼人，下一分钟又泪流满面。很快，她的情绪变得狂野起来，开始恐吓她的父母、同伴和老师。与校长和学校辅导员多次面谈也阻止不了她的爆发，最后她的父母带她去看儿科医生时，医生也对她的极端行为感到困惑。是一位女老师注意到仙娜的行为在每个月的两周里变得最糟糕。其他的时间，她就还是老样子——或者说更像是一个典型的青少年——有时会喜怒无常兼过度敏感，但大多数时候是乐于合作的。凭着直觉，那位老师打电话到诊所，对我说仙娜可能得的是糟糕的经前期综合征。

仙娜情绪和性格的摇摆虽然极端，但并不令人意外。在精神病学和女性健康领域的 20 年实践中，我见过数百名有类似问题的女孩和妇女。大多数人都为自己阵发的不良行为而自责。有些人多年来一直在接受心理治疗，试图找出她们反复出现的悲伤或愤怒的根源。许多人经常被指控滥用药物、态度恶劣和意图不良。这些臆断中大多数都是不公正的，而且都完全没有抓住重点。

这些青春期女孩和成年妇女的情绪和行为呈规律剧烈的变化，实际上是因为她们的大脑结构每天都在变化，每周都在改变。在经期前几周由卵巢雌激素和孕激素引发的极端情绪反应的医学名称是经前焦虑症 (PMDD)。在法国和英国，患有经前焦虑症的犯罪妇女通过证实存在暂时的精神错乱，已经成功地将其用作辩护手段。其他常见的情况——比如月经偏头痛——也是由大脑回路兴奋度增加和月经开始前的镇静效应下降引起的。美国国家心理健康研究所的研究人员发现，当卵巢被阻止产生激素水平波动时，这些女性在月经周期中经历的情绪和心境变化就会消失。他们得出的结论是，患有经前焦虑症的女性在某种意义上，可能对月经周期中雌激素和孕激素的波动超级敏感或者说"过敏"。50 年前，一种成功治疗经前焦虑症的方法是通过手术切除卵巢。当时，这是消除激素波动的唯一方法。

　　我没有切除仙娜的卵巢，而是给了她一种每天服用的激素——持续避孕药——以保持她的雌激素和孕激素在中等偏高但恒定的水平，并防止她的卵巢分泌的激素产生巨大的波动，那会扰乱她的大脑。随着雌激素和孕激素水平保持恒定，她的大脑得以维持平静，血清素水平也稳定了下来。针对一些女孩，我会添加了一种抗抑郁药——俗称 SSRI（选择性 5-羟色胺再摄取抑制剂）——可以进一步稳定并提高大脑的血清素水平，换句话说，改善人的心境和幸福感。接下来的一个月，她的老师打电话说，仙娜又恢复到了原来好的样子——很开心，成绩也变好了。

少女的冒险和攻击性

仙娜尖叫着说她想去海滩的那天，洛伦一直担心她女儿的男朋友杰夫。杰夫家里非常富裕，对他也很放任，15 岁时，仙娜已经与他发生了性关系。杰夫的父母允许他们在家里做的那件事，仙娜一直瞒着自己的父母，直到有天她害怕怀孕才说了出来。因为杰夫并没有要分手，洛伦决定最好还是认识他一下，结果对他了解越多，她也越喜欢这个孩子。杰夫会慷慨送给仙娜礼物（洛伦对此并没有那么高兴，但也不想伤害他的感情），仙娜有他在身边时就会很开心。她会和父母讨价还价道："求求你了，妈妈，我真的压力大，如果他能过来待上一小时，我会感觉好多了。我保证他一走我就写作业。"她常常会帮他偷偷溜进来，小情侣可是亲密无间。

仙娜和杰夫已经约会有 8 个月之久了。在她告诉妈妈她有多爱他后的第二天，仙娜放学后带着迈克回了家，而她发誓他只是朋友而已。当洛伦上楼去看他们在干什么时，门是关着的。推开门一看，用她的话说，两人正"狠狠地亲嘴"。因为她允许了仙娜和杰夫发生性关系，洛伦一时不知道该怎么办。显然，仙娜的冲动已经失控了。

女孩的那些情绪中心在青春期变得高度敏感。到 12 岁时，她大脑中的情绪和冲动控制系统——前额叶皮质——已经长出了更多的细胞，但之间的连接仍然薄弱且不成熟。其结果是，某种程度上源于杏仁核爆发情绪冲动的增加造成 10 来岁少女心境的变化会变得更加迅速和剧烈。她的前额叶皮质就像是一个接收宽带信号的老式拨号调制解调器，无法处理来自杏仁核的流量增加，并且经常变得不堪重负。因此，青少年常常会固执己见并肆意妄为，而不会停下来思考一下后果。他们对任何想要阻止他们冲动的权威都感到不满。

我的患者琼就是这样的一个例子，在纽约州北部的寄宿学校毕业后的那个夏天她留在了那里。作为一名优等生，她曾与一名高中未毕业的当地人有过交往，那人进过少年拘留所，16岁时还有了一个孩子。整个夏天她都跟着他到处跑，到了要离开上大学的时候，她想了又想该怎么办。她想要留在他身边。当她的父母威胁她说要过来，开走她的车，拽走她去上大学时，她和男朋友一起逃跑了。后来她也确实醒悟了过来，去念了大学，但那是过了很长时间，在她再次和父母有礼貌地交谈之后。在那样的情况下，青少年的大脑很难做出良好的判断。

还记得罗密欧与朱丽叶吗？要是这两个恋人知道他们的大脑回路正经历大规模重建就好了。他们的性激素正导致脑细胞生长，并萌发出神经延展，并且还要等上几年，等到那些延展部分插入成熟的大脑前额叶皮质的正确出口，才能形成结构上合理的连接。不过，朱丽叶的大脑会比罗密欧早两到三年成熟——所以她可能比他更早醒悟过来。这些没有发育完成的——没有长出髓鞘的——延长神经索，在从杏仁核的情绪中心到前额叶皮质的情绪控制中心的连接中最为突出，需要包裹上一种叫作髓磷脂的物质，有了这种物质才能达成压力情境下可靠运作的快速传导。这可能要到青少年末期或成年早期才会发生。没有与前额叶皮质的快速连接，情绪冲动的大量下载通常会导致直接的、原始的行为和脑回路过载。

当女孩的大脑因为不想听到的家长唠叨而烦扰时，譬如"我们知道你在聚会上喝酒了，而且你跟男孩们走太近了，你的成绩也下降了，所以你被禁足了"，女孩杏仁核做出的回应可能不止回上一句"我恨你"，你可得注意可能随之而来的那些微妙的反叛迹象，她会找到别的让你难受的方式。

凯伦，我以前的一个患者，现在是生物化学终身教授，跟我讲述的故事正好说明了这种青少年现实。她在华盛顿州的一个小镇长大，那里有许多孩子高中就辍学到当地的木材公司工作。她的那些女朋友会在伐木营里找个厨师或者秘书的工作，或者早早结婚，并且几乎马上就会怀孕。到她念高二的时候，凯伦迫切地希望离开家乡。她决心要上大学，这在那个只有老师、医生和图书馆馆长是大学毕业生的小镇上可算得上激进的想法了。她的父母指责她生活在幻想的世界里，他们可没有钱送她去念大学，不明白她即便拿到大学学历又能怎么样，还不是一到 20 岁就怀上别人的孩子。

他们的轻蔑让凯伦更加坚定了寻找出路的决心。18 岁时，她想继续上学直到取得高中毕业证。但她已经足够大了，在当地的一家酒吧里找到一份当舞女的工作，那种酒吧为来镇上花薪水的伐木工人们提供服务。她搬去和她的男朋友住在一起，在酒吧里上夜班。虽然还是年纪太小，不能裸上身，她仍然成功赚着 20 美元的小费，顾客会把那些小费塞在她的丁字裤上。

那可并不是一个未来生物化学教授会选择的典型行当。但凯伦赚足了支付她大学第一个学期费用的钱，那之后，她的成绩为她赢得了全额奖学金。现在凯伦自己的三个孩子也都是青少年了，两个女孩和一个男孩，她试着想象，如果她 18 岁的女儿宣布她在酒吧找到一份跳钢管舞的工作时，自己会做何反应。当年她自己虽然避免了任何危险的事件，但她的那份舞女工作有可能令她误入歧途。

月经周期中女孩大脑不断变化的激素状况，给这种混合状态增加了更多的波动性。如果雌激素和孕酮在青少年时期仅仅只是增加并保持在新的更高水平，女性大脑将永久性地重新调整。但是正如我们所见，这些激素是一波又一波来的。鉴于青少年的大脑正在发生重大变化，尤其是在对激素变化特别敏感的区域，青春期对于许多女孩来说，可能是一个非常冲动的时期。在月经周期中好的一周没有压力的情况下，少女的前额叶皮质可能运作正常，那样的时候，她可能有良好的判断力和适当的行为。但是在经前期综合征的日子，一些压力——比如失望或者是成绩不好——可能会令前额叶皮质脱轨，导致过度的情绪反应和失控的行为，比如大喊大叫，还有摔门，这在我家被称之为崩溃行为。青少年男孩的睾酮激增可能对大脑产生类似的影响，但还没有相应的研究。这个年龄段的激素激增会使轻微的压力，或者看似很小的事件，感觉像是一场灾难。

让少女兴奋的杏仁核平静下来，可能是件困难的事情。许多女孩在压力下会求助于毒品、酒精和食物（她们要么停止进食，要么暴饮暴食）。作为青少年的父母，你有责任忽略他们所说的大部分内容，不必认真对待那些冲动性或者情绪化的长篇大论，要保持冷静。青少年在陈述和感受他们的意图时充满了热情，你可能不由自主地被说服。请记住，你十来岁女儿的冲动——控制回路还处理不了那些输入。不管你喜不喜欢，在她的大脑还控制不住的时候，你必须为她控制住。虽然琼当时恨死了她的父母威胁说会过来把她的车开走，但多年之后她对我说："他们做得对。"在她还缺乏判断力的时候，父母有责任为她做出正确的决定。

抑郁

没过多久，就连迈克也开始意识到仙娜的冲动已经失控了。他寻思着如果她对杰夫可以心猿意马，那也可能对他转变心意，于是他决定断绝关系。仙娜的一些朋友也因为她那么对待杰夫而生她的气，于是她变得孤立无援。在那之前，仙娜一直好好的，她正在为校报撰稿，开始认真地对待雕塑艺术，并且正准备好好挑选报考的大学，老师们也喜欢她的创造力和激情。但是当迈克与她断绝关系后，一切都改变了。仙娜暴瘦了下来，学业表现不再那么好，校报分配给她的写作任务无法完成，无法集中注意力，无法完成作业，甚至无法入睡，只是沉迷于自己的体重和外表，大脑停不下来一直想着他。我看得到她手臂上的一些划痕，意识到她有自残行为。这让我非常担心，因为她正处在抑郁症女性与男性比例翻倍的年龄段。

在青春期激素潮涌之前，男孩和女孩患抑郁症的风险相同。但是到 15 岁时，女孩患抑郁症的可能性是原来的两倍。遗传因素也可能在女性抑郁症中起作用。例如，在某些抑郁症发病率高的家庭中，研究人员发现了一种名为 CREB-1 的基因突变，它会使青少年女性——但不是男性——面临更高的临床抑郁症风险。仙娜的母亲和祖母在十几岁时曾患有高的抑郁症，还有一位女性表亲曾经自杀。这些事实令她处于高风险之中，仙娜也表现出了真正的临床抑郁症状。一开始我给她服用抗抑郁药，保持密切联系，并且每周进行一次认知治疗。经过 4 到 6 周的时间，她已经能够再次集中注意力，参加期末考试，也不再为迈克和自己的体重而纠结。

刻薄女孩的生理状况

激素的激增会让乖乖女一夕之间变成刻薄女孩，性竞争对于十来岁的少女来说也是如此，其影响强大且至关重要。但是，这一竞争的规则与少男之间的规则不同。女孩们被驱使结成派系，但这问题还有另外一面，这些派系之间频燃战火。我们知道的，十几岁的女孩可能会非常刻薄。当女性与其他女性竞争时，她们往往会使用更加机巧的工具，譬如通过散布谣言以削弱对手。这样，她们就可以掩盖自己的动向——"我真的不是想要那么刻薄的，抱歉。"这样的策略会降低破坏少女大脑中视为对生存至关重要的联系的风险。但对生存来说，同样重要的是性竞争。

我记得我七年级的时候，班上有个漂亮的女生，其他女孩因为她得到了男生们那么多的关注而非常嫉妒她。她又是个羞涩的人，所以其他人觉得她自命不凡。有一天，坐在她身后的一个没有她那么漂亮的女生从嘴里拿出一团泡泡糖，粘在了漂亮女孩的头发里。因为不知道那是什么，那个漂亮女孩把那团口香糖甩得头发里到处都是，若要想弄干净，唯一的办法就是剪掉一头诱人的秀发。将口香糖粘在那个女生头发上的刻薄女生得意洋洋，她对于性吸引力竞争的生理需求取得了一时的胜利。

通常与男性和女性的攻击性都相关的激素是雄性激素。它们会在青春期早期开始上升，并在到女性 19 岁和男性 21 岁时达到顶峰。女性体内产生的三种主要的雄激素是睾酮、脱氢表雄酮（DHEA）和雄烯二酮。在犹他大学的一项研究中，发现最具骇人攻击性的少女体内含有高水平的雄性激素雄烯二酮。青春痘是一条好的线索，表明你家娃儿的雄性激素水平处于高位。睾酮和脱氢表雄酮水平高的女孩也倾向于更早发生性行为。当我见到 15 岁的仙娜时，她不仅有粉刺，乳房发育完全，而且在过去的一年里一直有性行为。

攻击性冲动会随着月经周期的激素而波动。在周期中的某些周，少女会对社交联系更感兴趣。而另外的几周，她又会对超过男生和其他女生的权力更感兴趣。这种关联意味着卵巢在第二周和第三周产生的更高水平的雄性激素会增加妇女和少女的攻击性。较少的同理心、社交联系和归属感在两性中都与较高的雄性激素水平有关。虽然我们尚不确知，但仙娜在生理周期中某些周较高的雄性激素水平可能一直在触发她的攻击性爆发。

当雄性激素水平处于低位时，不仅攻击性会降低，性欲也会降低。服用口服避孕药的青少年减少了攻击性和性欲，因为避孕药对卵巢有抑制作用，从而减少雄性激素的产生。尽管男性和女性都会分泌睾丸激素，但男性的分泌量是女性的 10 倍以上——这意味着他们的性欲远高于女性。科学家们知道，增强女性攻击性和抱负心

女性大脑

的可能不仅仅是雄性激素，雌激素可能也起作用。犹他大学在同一项研究中发现，最直率、最自重的女性，其雌激素、睾酮和雄烯二酮水平也最高。她们给自己的排名高于同龄人对自己的排名，而且这些年轻女性常常被其他人评为最自夸的人。

当然，单独的某种激素并不会导致某种行为。激素只会提高在某些情况下会发生某种行为的可能性。就像大脑中并没有一个攻击性的相应位置一样，也没有一种攻击性激素。但是在世界上取得成功并获得权力，对两性来说都需要一些攻击性。这些激素改变着青少年的现实，以及对自己身处这世界中性感、自信且独立的自我感知。

在青少年时期，女孩的大脑回路会经历大量的生长和修剪过程，就好像她刚刚得手了一套全新的电源线，需要弄清楚哪一根插入哪个插口。女性大脑回路的全部力量现在可以开始表现出来了。这将会把她推向哪里？答案是直接投入某个男人的怀抱。

第三章　爱与信任

　　梅丽莎是一位浮华的旧金山电影制片人，她真的很想要谈恋爱。在事业发展终于稳定了下来之后，32岁的她已经准备好进入人生的下一个阶段。她现在想要组建一个家庭，能与一个男人维持长久的关系，对她不离不弃，而不仅仅是几个月热度的性关系。唯一的问题是，她似乎无法与适合的人建立起联系。去过无数次安排好的约会，或者是与在互联网上认识的男人交友，没有人能让她有小鹿乱撞的感觉，或者是能激起她想要一直黏在他身边的那种强烈、非理性的渴求。

　　一天晚上，她最好的朋友莱斯利打电话拉梅丽莎去跳舞，但梅丽莎没有心情，她想要呆在家里放松一下，看看电视。但莱斯利一个劲儿地叫她去，梅丽莎只好答应了。她把自己的一头卷发弄乱，那样看起来性感些，穿了条波浪裙，还有新买的红色山羊皮高跟鞋，涂上鲜红的唇蜜，这样能让她的嘴唇更显眼，打了辆出租车去了舞厅。

　　梅丽莎到那时，莱斯利已经坐在里面正喝着玛格丽塔酒。当她们放松下来准备去舞池时，梅丽莎在舞池对面看到了一个高大英俊的男人，他有着雕刻般的脸庞，橄榄色的皮肤，一头浓密的黑发。

"哇，他可真帅，"她说。

她回过身来轻声对莱斯利说快看一眼那个男人，但为时已晚，他已经朝她们走过来了。梅丽莎凝视着这个陌生人，背上激起一股电流。那种感觉，在她数月来那些糟糕的约会中从来没有出现过，她对他竟然隐约有些熟悉的感觉。"嗯，他是谁啊？"她在莱斯利耳边嘟囔着，一边在大脑皮层上扫描着自己的记忆库，找不到匹配项，这时候她所有的注意回路都处于"交配预警状态"中了。他是自己来的，还是和别人一起？她想知道。于是她四处寻找着那个似乎总会黏在这些看起来很完美的男人身边的漂亮女人，但没有看到任何人，而他还在朝她走来。

他走得越近，梅丽莎就越无法专注于她朋友在说什么。紧紧抓住自己的酒杯，她的眼睛和注意力都固锁在他身上，仔细观察着每一个细节——他穿的阿玛尼皮鞋、性感的黑色灯芯绒裤子，还有左手指上没有戴婚戒。当她的大脑渴望着与他接触时，其他一切都没入背景中。那一刻她感觉自己坠入了爱河，想要交配的冲动已经接管了她的大脑。

"你好，我是罗伯，"他紧张地靠在吧台上说，声音纯的像丝绒一般。"我们以前见过？"梅丽莎根本听不见他说什么，只能沉浸在对他的感觉中，他身上迷人的味道，还有那双恶魔般的绿眼睛。

浪漫之舞已经上演，编舞者并不是她的朋友，也不是某个媒人，而是梅丽莎大脑中的生理反应。我们知道，令我们着迷的那些相似的身形和面容，能诱惑我们的举动，以及让人心潮澎湃的吸引力都通过进化预置在我们大脑的爱情驱动盘里了。两个人之间短期和长期的"化学反应"可能看似偶发，但现实是我们的大脑就像编程好了一般，就是能预知，精巧而坚定地将我们引向在人类繁殖这场赌局中可以提高我们胜算的合作伙伴。

梅丽莎的大脑开始烙上罗伯的印记，她的激素正激涌。当他介绍自己是一名营销顾问，住在波特雷罗山的公寓里，并且鼓起勇气邀她跳舞时，她那比超级计算机还快的大脑计算着那些可能让他成功作为交配伴侣的品质。已经有些绿灯在闪烁了，他不错喔，嘭，随着一股如烈酒上头般，能激起欣喜和兴奋的多巴胺激流，一阵阵滚烫，又让人双膝发软的爱慕和欲望充盈了她的身体。她的大脑也一早为她预约了一针睾酮——一种煽动性欲的激素。

罗伯说话的同时，也在近距离打量着梅丽莎。如果他得出的计算结果是肯定的，他也会接收到那一针神经化学刺激，鼓动他尝试与她交往。随着两人大脑中的爱情回路被相互刺激到跃跃欲试，他们移入舞池，接下来的几个小时都沉浸在让人汗流浃背的萨尔萨舞律动中。凌晨两点时，音乐变得舒缓，俱乐部里人们开始离场，而莱斯利早在数小时前就回家了。站在街角，梅丽莎说她必须走了，踩着高跟鞋调情般地作势转身要离开。"等等，"罗伯说，"我还没你的电话号码呢。我想要再次见到你。""在谷歌上搜吧，你会找到我的。"她笑着答道，便跳进了一辆出租车。现在追求开始了。

男性和女性对于恋爱关系的计算是无意识的，而且有很大的区别。例如，在短期配对的关系中，男方是追求者，女方是挑选者。这倒并不是出于两性的模式化观念，而是我们从祖先那儿继承来的，在数百万年的时间里他们学会了如何传播他们的基因。正如达尔文所指出的，所有物种的雄性都是为了追求雌性而生的，而雌性通常会在追求者中进行选择。这就是爱情在大脑中的架构，由进化中成功繁殖的赢家们设计。甚至我们选择的伴侣的身形、面容、气味和年龄，都受到数千年前所设定模式的影响。

真相是，我们比我们想象的更加可预测。作为一个在进化过程中的物种，我们的大脑已经学会了如何发现最健康，最有适合与我们生孩子，其资源和承诺可以帮助我们的后代生存的伴侣。早先时男性和女性所学到的教训深深地编码在我们现代大脑的爱情神经回路中，从我们出生的那一刻起就存在，并在青春期被像鸡尾酒一样配制好的速效神经化学物质激活。

这是一个精妙的系统，我们的大脑会品评某个潜在的伴侣，如果他符合我们祖传的愿望清单，我们就会获得那一剂令人头晕目眩的化学物质，带着一股如激光般聚焦的吸引力，人们称之为爱或者迷恋，在这条古老的配偶关系建立的路径上迈出第一步，大脑中求爱—交配—育儿程序的大门已经开启。那天晚上梅丽莎可能并不想见任何人，但她的大脑已经预设了深刻而原始的计划，当她看到房间里对面的罗伯，便发出了交配和长期依恋的信号。幸运的是，他的大脑也有同样的感觉。双方都会经历焦虑、威胁和令人烦心的愉悦，并且对此几乎无法掌控，因为现在是他们的生物机制在共同建设他们的未来。

交配的心态

当梅丽莎在城市街道上昂首阔步，喝着拿铁咖啡，或是上网找寻可能的约会对象时，都在等着罗伯能在她的网站上找到她的电话号码——她的确告诉了他自己最新电影的名字，如果他足够聪明就会找得到她——难以相信她头颅里装着的是一颗石器时代的大脑。但根据研究人类思维中伴侣吸引机制的科学家的说法，情况就是如此。人类进化的数百万年中，99% 被我们用来适应原始的生存条件。也因此，理论上看，我们大脑的发育是为了解决那些早期人类祖先遇到过的各种问题，而他们面临的最重要的挑战便是繁殖。这不仅仅是生孩子的问题，还得确保这些孩子的寿命足够长，可以传播他们的基因。那些交配选择制造了更多幸存后代的早期人类成功地将他们的基因传递了下来，因而他们特定的吸引求偶的大脑体系更加成功。而那些做出错误繁殖举动的祖先没有给物种的未来留下印记。结果，繁殖者所拥有的最佳石器时代大脑预置成为了现代人类的标配。这种求爱回路就是通常人们所说的"坠入爱河"。我们可能觉着自己比动画片《摩登原始人》（the Flintstones）中的洞穴人弗雷德或者他老婆薇尔玛·福林斯通要高级复杂得多，其实我们基本的心理状态和生理装备是一样的。

在进化心理学家大卫·巴斯（David Buss）看来，人类的精神本能历经数百万年也没有改变，这或许解释了为什么全世界的女性在寻找长期伴侣时看重的是相同的理想品质。巴斯用五年多的时间研究了全世界 37 种文化中超过一万个个体的择偶偏好——从西德人到姆布提俾格米人①和因纽特人。他发现，在每一种文化中，女性都较少关心潜在丈夫的外表吸引力，而对他的物质资源和社会地位更感兴趣。罗伯跟梅丽莎说他是一名营销顾问，这在旧金山可是一抓一大把，梅丽莎之前更是见过不少这种公司歇业。那会她还没有意识到这层考量会让她很难把罗伯当成是理想夫婿还是当下的短期的陪伴。

在许多女性取得高水平成就并为自己在社会中和财务上的独立感到自豪的当今时代，巴斯的发现可能会让人感觉不舒服。然而他发现，在所有的这 37 种文化中，无论女性自身的资产和收入能力如何，女性都比男性更重视配偶的这些品质。梅丽莎自己就能做到经济独立，但还是会希望她的伴侣也能提供经济支持。雌性园丁鸟会通过选择与搭建出最美巢穴的雄鸟交配来分享这种偏好。我丈夫常常开玩笑说他就像一只雄性园丁鸟②，因为他在我们相遇前几年就建好了一处漂亮的房子，就等着迎接我了。研究人员发现，女性也会寻找比自己平均至少高 4 英寸③、年长 3 岁半的伴侣。女性的这些择偶偏好是普世的，科学家们总结，这是女性大脑择偶系统遗传架构的一部分——并且这被推定是有其目的的。

罗格斯大学的一位开拓性的进化生物学家罗伯特·特里弗斯

---

① 编者注：Mbuti pygmies，为伊图里雨林原住民。

② 编者注：bower bird，园丁鸟，澳洲产的一种鸟。

③ 编者注：长度单位，1 英寸等于 2.54 厘米。

（Robert Trivers）表示，根据这些特质来选择配偶是一种精明的投资策略。人类女性的卵子数量有限，而且比起男性在生育和抚养孩子方面的投入要大多了，因此女性可得格外小心对待她们的"家庭珠宝"。这就是为什么梅丽莎在第一晚没有和罗伯直接上床的原因，尽管多巴胺和睾丸激素在她大脑的吸引力回路中激涌，令她很难抗拒他的诱惑。这也是为什么她在她的约会日程上保留了很多其他人的原因。男人在一次性交后就能让女人怀孕，然后转身离开，女人还要经历9个月的孕期、分娩时的各种风险、数月的母乳喂养，以及努力确保孩子生存的艰巨任务。那些单独面对这些挑战的女性祖先，在传播自己基因方面可能不会那么成功。尽管单亲育儿在某些现代女性中已经成为一种时尚，但这种模式能否成功还有待观察。即使在今天，在一些原始文化中，父亲的存在会令孩子的存活率增加三倍。因此，对于女性来说，最安全的选择是与那些可能会留下来保护她们和她们的孩子的男性长期为伴，提升获得食物、居所和其他资源的途径。

梅丽莎选择慢慢来，先确保罗伯是个好人选是聪明的做法。她要找的是能与她彼此深爱的理想丈夫，最害怕的是可能对她不忠的男人，就像她的父亲对她母亲那样。在舞厅的那一夜之后，她得到了不少积极的线索，罗伯不仅更高、更为年长，而且看起来经济状况良好。他符合了宏大的石器时代计划中的要求，但目前仍然不清楚他是否是长情的类型。

化学吸引力

如果说梅丽莎的远古大脑回路在搜索着男人的资产和保护力，

那罗伯的大脑又在寻找长期伴侣的什么特质呢？根据巴斯和其他科学家的研究，情况完全不同。在世界范围内，男性偏好选择身体上有吸引力的女性作为妻子，年龄在 20 到 40 岁之间，平均比他们年轻两岁半。他们还希望潜在的长期伴侣拥有光洁的皮肤、明亮的眼睛、丰满的嘴唇、光泽的头发和像沙漏一样凹凸有致的身材。这些择偶偏好在每一种文化中都适用的事实表明，它们是从男性远古祖先那里继承下来的固有遗传的一部分。不仅仅是罗伯喜欢有着一头光亮卷曲头发的女孩那么简单，梅丽莎的头发触发了他大脑中来自古老的吸引力回路。

为什么这些特定标准会在男性开列的清单里名列前茅呢？从实际的角度来看，所有这些特征，尽管看起来很"肤浅"，但都是生育能力的强烈直观标志。无论男性是否有意识地知道这一点，他们的大脑都知道女性的生育能力将为他们的投资提供最大的生殖回报。拥有数以千万计的精子，只要男性能够找到足够多的有生育能力的女性与之发生性关系，他们就能够产生几乎无限数量的后代。因此，他们的关键任务是与可能有生育能力的女性配对进行繁殖，与不育女性配对则会浪费他们的基因未来。因此，数百万年来，男性的大脑回路进化为审视女性以快速获得关于她们生育能力的视觉线索。年龄，当然是一个重要因素；健康，是另一项重要因素。充满活力、年轻的步态、匀称的身型、光滑的皮肤、有光泽的头发和因雌激素而丰盈的嘴唇，是很容易观察到的关乎年龄、生育能力和健康的体征。难怪女性会对注射胶原蛋白丰盈和肉毒杆菌去皱的功效趋之若鹜。

体型也是生育能力的一个非常好的指标——虽然有假体乳房存在。在青春期之前，男性和女性的体型和腰臀比非常相似。然而，一旦生殖激素开始发挥作用，健康女性的体型就会变得更有曲线，腰部比臀部窄三分之一。与腰部与臀部大小相近的女性相比，具有这种体型的女性体内分泌有更多的雌激素，更容易怀孕，且受孕年龄更小。纤细的腰身是女性生殖可能性的直接线索，因为怀孕会带来身形的巨变。社交声誉通常也是男性会评估的一个因素，因为繁殖最成功的男性也需要挑选只会与他们交配的女性。男人想要确保他们的父亲身份，但也希望能够依靠女人的育儿技巧来确保他们的后代茁壮成长。如果梅丽莎立即和罗伯上床或向他炫耀她之前拥有过的所有男人，他石器时代的大脑可能依此判定她会不忠或名声不好。那晚她在舞池里深情款款，之后又在合适的时间坐出租车回家，在他看来她是一位可以长期交往的优质淑女。

计算潜在的危险

罗伯在她的电话答录机上留了言，梅丽莎又等了几天才给他回电话。虽然他们在第一次约会时就接吻了，但在她对他了解更多之前并没有打算和他更进一步。他非常有趣又迷人，看起来生活井井有条，但她需要从直觉上确定她可以信任他。大脑的焦虑回路通常会在身边有陌生人时激发——此时她杏仁核中的恐惧回路仍然全力开启。男性和女性都具备对陌生人天生谨慎的脑回路，但女性在择偶时，尤其会及早、仔细地审视男性可能的投入程度。

男性的诱惑和遗弃是一种古老的诡计，可以追溯到我们物种的起源。一项研究发现，年轻的大学男性承认会把自己描述得比真实的自我更加友善，更加真诚，也更值得信赖。一些人类学家推测，自然选择偏好那些善于欺骗女性并让她们同意与其发生性关系的男性。因此，女性必须变得更加善于发现男性的谎言和夸夸其谈——而女性大脑现在已经很好地适应了这项任务。例如，斯坦福大学心理学家埃莉诺·麦科比（Eleanor Maccoby）的一项研究表明，女孩比男孩更早学会区分现实和童话故事或者"只是假装"游戏。到成年时，现代女性已经精细调校了她们从语调、眼神和面部表情中读取细微情绪差别的卓越能力。

这种额外的谨慎带来的结果是，典型的女性大脑不会像男性那样随时准备好接受被迷恋，或者因性行为的纯粹刺激冲昏头脑。女性确实也能达到相同甚至更高的浪漫极点，但在一段关系的最初几周和几个月的时间里，她们往往比男性更慢承认自己恋爱了，并且比男性要更小心。男性大脑中爱情神经回路的接线方式是截然不同的。对恋爱中的女性进行的脑成像研究表明，在更多的区域，尤其是直觉、注意力和记忆回路，女性大脑更加活跃，而恋爱中的男性在高级视觉处理区域更加活跃，这些增强的视觉联系也可以解释为什么男性比女性更容易"一见钟情"。

一旦一个人坠入爱河，大脑中负责谨慎和批判性思维的通路就会关闭。罗格斯大学人类学家海伦·费舍尔（Helen Fisher）表示，进化可能创建出了这些恋爱状态的大脑回路，以确保我们找到伴侣，然后专注于那个人。不要过分挑剔所爱之人的过错会有助于这个过程。在她关于恋爱的研究中，女性比男性更多地表示，爱人的过错对她们来说并不重要，女性在热恋测试中的得分也更高。

恋爱中的大脑

梅丽莎和罗伯几乎每天晚上都会通电话。每个星期六，他们要么会去公园遛罗伯的狗，要么就在梅丽莎家里看她最新电影的样片。罗伯感觉他的工作稳定了下来，也终于不再谈论他的前女友露丝。罗伯对露丝的这种逐渐衰减的依恋给了梅丽莎一个线索，即她不仅仅是对方失恋后的调剂，而且他已经准备好专心待她。她已经不由自主地爱上了他，但还没有告诉他。她开始喜欢上他用身体表达出的爱意，允许自己的性欲赶上爱欲的节奏。

终于在 3 个月后，梅丽莎和罗伯热情洋溢地上床了。那天他们先是躺在公园里晒了一天太阳，彻底迷上了对方。至此，两人陷入了一场"瓜熟蒂落"的爱情里。

坠入爱河对男性和女性来说，都是可以想象的最不理性的行为或者大脑状态之一。大脑在新的一段浪漫关系带来的阵痛中变得"不合逻辑"，对爱人的缺点真真是视而不见。这是一种不自觉的状态。陷入热恋中或者人们所说的痴恋现在已然是一种记录归档的大脑状态，与痴迷、狂躁、沉醉和饥渴等状态共享着大脑回路。它不是一种情绪，但确实会强化或衰减其他的情绪。恋爱回路主要是一个激励系统，它与大脑中的性欲区域不同，却又与之重叠。这种狂热的大脑活动依赖于各种激素和神经化学物质，如多巴胺、雌激素、催产素和睾酮。

当我们恋爱时，被激活的大脑回路与极度渴望着下一剂解药的吸毒成瘾者的大脑回路相似。当恋爱回路全速运转时，杏仁核，即大脑的恐惧警报系统，和前扣带回皮质，负责大脑的忧虑和批判性思维系统的区域，活跃度会被调到极低。这与人们在服用摇头丸之后发生的情形非常类似：人类对陌生人通常的警觉会被关闭，爱情回路则被拨通，因此浪漫的爱情就是一种天然的摇头丸似的欣喜。恋爱早期的典型症状也与安非他明、可卡因，和鸦片类药物如海洛因、吗啡和奥施康定的初始药效类似。这些麻醉剂会触发大脑的奖赏回路，导致化学物质的释放和类似于浪漫爱情的效果。事实上，人们会沉迷于爱情的观点是有一定道理的。浪漫的情侣，尤其是在最初的 6 个月，会渴求那种在一起的欣喜若狂的快感，并且可能会无助地感觉到彼此相互依赖。对热恋的各种研究表明，这种大脑状态会持续 6 到 8 个月。这是一种如此激烈的状态，以至于爱人的最大利益、幸福感和生存变得与自己一样重要，甚至更加重要。

仍处在爱情的早期阶段，梅丽莎会一直牢牢记住罗伯的每一个细节。当她不得不去洛杉矶出差一周，在一个会议上展示她的新电影项目的一个片段时，两人都难分难舍。这不仅仅是某种幻象，而是神经化学物质衰退带来的切实苦痛。当身体分离，触摸和爱抚遥不可及，爱人间那种深深的渴望，几近饥渴随之而来。有些人只有当爱人不在身边，感受到魂萦梦牵的心弦时，才意识到他们之间的契合或爱有多深。我们习惯于认为这种渴望只是心理上的，但实际上是身体上的。大脑此时实际上处于药物戒断状态。"别离情更深"，当你因为他不在而痛苦长叹，你的妈妈会这样安慰你。我记得刚刚和我丈夫约会的时候，我已经知道他是我要找的那个人，但他还没有这种感觉。在一次短暂的分离中，他"决定"我们应该结婚——幸亏有了那次多巴胺和催产素的衰减，他的心弦终于赢得了他的大脑的关注。用他的朋友和家人们的话说，那可真是一颗非常自足又独立的男性大脑。

恋人在分别期间想要重聚的动机会在大脑中达到狂热的程度。罗伯在那一周刚过了一半时因为迫不及待想要与梅丽莎有身体的接触，飞过去陪了她一天。恋人一旦重聚，最初的爱情纽带的所有组成部分都会通过多巴胺和催产素重建。爱抚、亲吻、凝视、拥抱和性高潮等活动会重新补足大脑中爱和信任的化学联结。催产素、多巴胺的激增再次抑制了焦虑和多疑，并强化大脑中的爱情回路。

母亲们经常警告她们的女儿不要与新交的男友发展过快，这可能是个比她们意识到的更为明智的建议。拥抱或依偎的动作会在大脑中释放催产素，女性尤甚，并且可能随之产生信任拥抱者的倾向，这也就增加了他"说什么你都相信"的可能性。将催产素或多巴胺注射进群居哺乳动物的大脑甚至可能诱发拥抱和配对行为，而无需通常先决的浪漫爱情和性行为，这尤其表现在雌性中。我们再来看一项在瑞士进行的实验，研究人员将含有催产素的鼻喷雾剂给予一组"投资人"，并将他们与接受安慰剂鼻喷雾剂的对照组进行比较。获得催产素的投资者给出的资金是仅获得安慰剂的投资者的两倍。催产素组更愿意相信一个假装是财务顾问的陌生人——他们对投资会得到回报感到更安全。这项研究得出结论，催产素会触发大脑中的信任回路。

从一个关于拥抱的实验中我们还知道，在与伴侣拥抱 20 秒后，催产素会在大脑中自然释放——在拥抱者之间结成亲密关系并触发大脑的信任回路。所以除非你打算信任一个男人，别让他拥抱你。抚摸、凝视、积极的情感互动、接吻和性高潮也会在女性大脑中释放催产素。这种接触可能只是有助于打开大脑中浪漫爱情回路的开关。雌激素和黄体酮也通过增加催产素和多巴胺来增强女性大脑中的这些紧密关联效应。一项研究表明，在月经周期的不同周，女性会从大脑化学物质中获得更多的奖赏刺激，然后这些激素会激活产生关爱、抚育行为的大脑回路，同时关闭谨慎和厌恶的回路。换句话说，如果高水平的催产素和多巴胺在循环，你的判断力就完了，这些激素会屏蔽掉疑心。

想要恋爱的欲望会一直盘旋在你的人生背景中，但恋爱需要在你的生活和你的大脑中为心爱的人腾出空间，实际上你通过大脑的依恋和情感记忆回路将他融入了你的自我意象中。随着这一进程的展开，维持情感纽带便需要较少的催产素和多巴胺刺激，因此，人们也不再需要一整天都相拥着待在一起。

浪漫依恋的基本驱动深植于大脑中。子宫内的大脑发育，婴儿期所接受抚育的程度，以及情感体验，都决定着爱和信任他人的大脑回路中的变化。梅丽莎知道她的父亲就是个花心男，这让她对坠入爱河和与人产生依恋关系持更加怀疑的态度。因此，对个体来说，准备好恋爱并形成情感依恋会受到由经验和大脑激素状态引起的大脑回路变化的影响。环境中的压力可能对形成依恋有帮助或阻碍的作用。我们与早期对我们起抚育作用的人们之间建立起的情感依恋和亲密关系会持续一生。通过重复的身体和情感照顾体验或者缺乏所提供的强化作用，这些早期对我们起抚育作用的人物会成为我们大脑回路的一部分。安全回路的形成正是基于与那些有抚育心、可预测、安全的人物的体验。没有这些经验，大脑中几乎不会或根本不会形成安全回路，那样的人仍然可能短期浅尝爱情的味道，但要形成并维持长期的情感依恋可能就更难了。

交配的意念

大脑对"我分分钟都需要他"这种紧迫现实的感觉，又是如何转变成"哦，嗨，又见到你了，亲爱的，最近怎么样"这样的心态的呢？大脑中激涌的多巴胺激素逐渐平静了下来。如果有一台核磁共振扫描仪来观察一个女人从早期浪漫爱情状态转变为长期伴侣状态时发生的大脑变化，我们会看到奖赏—快乐回路和悸动的饥渴回路变得黯淡，而依恋和紧密结合的回路则闪耀着温暖黄色的光芒。

我们都知道，热恋带来的那种狂喜的感觉不会永远地持续下去——而且对一些人来说，失去激情可能令人懈怠。我正是在梅丽莎处于这个阶段时认识她的。在她和罗伯交往了一年后，她来看我。她解释道，在最初的 5 个月里，她和罗伯每天都会有精彩刺激的性生活，并且对他们在一起度过的每一分钟都充满期待。现在他们住在了一起，都忙于工作，也开始谈论婚姻和建立家庭的事宜。但她开始对这段关系"感到平淡乏味"，她的直觉不再能给她那种确定性了。令她惶恐的是，她对性没有那么大的兴趣了。并不是因为她找到，或者甚至想要找别人。而只是现在，尤其是和他们交往的最初那 5 个月相比，一切都缺乏她曾经期待的那种激情和兴奋。

她出了什么"问题"？罗伯是那个对的人吗？她这样正常吗？如果他们这段关系中的性火花和那种强烈的直觉消失了，她还能长期和他快乐相处吗？

像梅丽莎一样，很多人认为失去恋爱早期的那种浪漫高潮是情侣关系恶化的标志。然而在现实中，这对情侣可能只是进入了这段关系中一个重要的、长期的阶段，而那是由另外的神经回路来驱动的。科学家们认为，"依恋网络"是一个独立的大脑系统——它用一种更为持久的平和、安静和连接的感觉取代了令人头晕目眩的强烈浪漫。现在，除了奖赏机制中像多巴胺那样令人兴奋愉悦的化学物质外，依恋和配对结合的机制会定期触发释放更多促成亲密结合的化学物质催产素，让情侣们寻求彼此陪伴带来的欢愉。那些负责长期承诺和维持亲密联结的大脑回路变得更加活跃。伦敦大学学院的研究人员扫描了平均恋爱已达 2 至 3 年之久的人们的大脑，他们发现，除了产生多巴胺的热恋大脑回路之外，其他大脑区域，如与批判性判断力相关的那些区域也变亮了。在接下来的岁月里，通过相互间愉悦和良性的体验，大脑依恋回路的活跃度得以维持和增强，所有这些体验都会释放催产素。

从实际的角度来看，这种从神魂颠倒的爱向平和的夫妻关系的转变是合理的。毕竟，如果伴侣继续专注于彼此，要照顾好孩子几乎是不可能的。爱的狂热和性强度的下降似乎是为了促进我们基因的生存而量身定制的。这不是爱情变冷的标志，而是爱情为了更为长久的关系进入一个新的、更可持续的阶段的标志，此时亲密联结的缔造交给了两种神经激素——血管升压素和催产素。

社会依恋行为由脑垂体和下丘脑中产生的这些神经激素所控制。男性大脑主要使用血管升压素来进行社交和养育子女，女性大脑则主要使用催产素和雌激素。男性拥有更多的血管升压素受体，而女性拥有更多的催产素受体。为了与浪漫伴侣成功结合，男性被认为同时需要这两种神经激素。受睾酮刺激并由性高潮触发，血管升压素可增强男性的精力、注意力和攻击性。当恋爱中的男人体验到血管升压素的作用时，他们会像激光一样专注于心爱的人，即使她不在身边，也会在脑海里主动搜索她的踪影。

相比之下，女性一旦体验到由触摸以及性快感的给予和接受所引发的多巴胺和催产素的释放，就能够实现与浪漫伴侣的紧密联结。或许帮我暖脚并不是我丈夫在床上的主要责任，蜷拥着我促成催产素的释放才是。随着时间的推移，即使看到情人也能提示女性释放出催产素。

针对催产素和血管升压素的这种卓越的结合效能，苏·卡特（Sue Carter）在一种通常会形成终生交配关系，被称作草原田鼠的毛茸茸的小型哺乳动物身上进行了详细研究。和人类一样，这种田鼠初次见面便充满了肉体上的激情，会花费两天的时间沉迷于几乎无休止的性爱中。但与人类不同的是，在它们嬉戏的过程中，可以直接检测田鼠大脑中的化学变化。这些研究表明，性耦合会在雌性大脑中释放出大量的催产素，在雄性大脑中释放出大量的血管升压素。这两种神经激素反过来又会提升多巴胺这种愉悦化合物的水平，这使得田鼠只对彼此产生爱意。多亏了这种强大的神经化学"黏合剂"，这一对田鼠终生厮守。

男性和女性体内的催产素都会导致放松、无畏、亲密和相互满足感。为了长期保持其效果,大脑的依恋系统需要通过亲近和触摸所激发的催产素反反复复、几乎日常的激活。根据瑞典科学家谢斯汀·伍夫纳斯-穆巴里的一项研究,要维持相同水平的催产素,男性需要被触摸的频率比女性高两到三倍。如果没有频繁的触碰,例如,当伴侣分开时——大脑的多巴胺和催产素回路和受体会感觉饥渴。情侣们可能要等到分别一段时间后才会意识到他们对相伴彼此的依赖程度;他们大脑中的催产素会让他们一次又一次地回到彼此身边,以获得愉悦、舒适和平静——难怪罗伯会飞去洛杉矶。

性,压力和女性大脑

对田鼠的研究还强调了雄性和雌性之间依恋的差异。对于雌性草原田鼠,配对结合在低压力条件下效果最佳。而对雄性来说,高压力效果更佳。马里兰大学的研究人员发现,如果将一只雌性草原田鼠置于压力情境中,在与雄性交配后,它并不会与对方结合。但是,压力下的雄性草原田鼠会很快与它能够找到的第一只雌鼠配对结合。

人类也是如此。高压力水平下,男性的恋爱回路也会受到额外的刺激。例如,在激烈的体能挑战后,男性会迅速与他们所注意到的第一个有意愿的女性发生性关系,这可能就是战争压力下的军人经常娶新娘回家的原因。相较而言,女性在压力下则会对关系进展或者爱意和欲望的表达断然拒绝。原因可能是压力激素皮质醇阻止了催产素在女性大脑中的作用,骤然间屏蔽了女性对性和身体接触的渴望。对她而言,怀孕 9 个月,紧接着又要在压力下照顾婴儿,再做那些事的意义可是比精子在体内快速堆积的他来说要小。

一夫一妻制的基因

不同亚种田鼠的爱情生活，也让我们可以洞见大脑中一夫一妻的机制，这种特征只有 5% 的哺乳动物共有。草原田鼠是配对者中的冠军，在马拉松式的交媾后会形成一夫一妻式的终身伴侣关系。相比之下，山地田鼠却永远不会与某个伴侣固定下来。科学家们发现，不同之处在于草原田鼠拥有相当于一夫一妻制的基因，那正是山地田鼠缺乏的一小段脱氧核糖核酸（DNA）。随着她和罗伯的关系越来越认真，梅丽莎开始担心起来，罗伯会是一只"草原田鼠"还是"山地田鼠"呢？

据研究人员所知，人类男性的行为谱系可以从完全的一夫多妻制跨越到严格的一夫一妻制。科学家们推测，这种变异性可能是不同的基因和激素导致的。大脑中有一种特定类型血管升压素受体的编码基因，携带这种基因的草原田鼠大脑中的此种血管升压素受体比山地田鼠要多。因此，它们对血管升压素的配对结合效应更加敏感。当研究人员将这种"缺失"的基因注入山地田鼠的大脑中，通常滥交的雄性立即变成了严守一夫一妻制配对结合，乐于居家型的好父亲。

拥有更长版本的血管升压素受体基因的雄性表现为更加倾向一夫一妻制，也会花更多的时间舔抚它们的幼崽，帮它们梳理毛发。它们还表现出对伴侣的更大偏好——即使有机会与年轻、有生育力、爱调情的雌鼠私奔，拥有最长的基因变异型的雄鼠也是最可靠、最值得信赖的伴侣和父亲。人类的这种基因至少有 17 种长度，所以目前流传在女科学家中的笑话是，我们应该更关心我们伴侣的

女性大脑

血管升压素基因的长度，而不是其他什么器官的长度。或许有一天药店里会贩售某种类似孕检的试剂盒，可以检测出这种基因的长度，这样在你做出承诺前就可以确定你找到的是最佳伴侣。那样的话，每个女人就多少可以预先确定找到守贞的男人，并且向下一代遗传。或许慈爱的父亲和忠诚的伴侣是天生的，而不是依某个父亲的榜样塑造而成。

我们的两个最近的灵长类表亲——黑猩猩和侏儒黑猩猩——也有不同长度的这种基因，这与它们的社交行为相匹配。黑猩猩的基因更短，生活在由雄性控制的领地社会中，这些雄性经常对邻近部落发起致命的战争袭击。侏儒黑猩猩则是雌性等级管理的社会，每一次的社交互动都通过一些性意味的摩擦来完成，非常善于社交，并且拥有长版本的基因。人类版本的这种基因与侏儒黑猩猩更像。那些具有更长基因的人社交呼应更多，例如，自闭症患者的这个基因较短——那是一种严重的社交缺陷。因此，伴侣承诺行为的差异可能与我们的这种基因的长度以及激素的个体差异有关。

因为每九个月只能生育一个孩子，女性会希望与有助于抚养自己孩子的男性建立起忠诚的伙伴关系，但现实要复杂得多。我们现在知道女性也会出轨。研究人员发现，"一夫一妻制"的鸟类雌性似乎通过外遇来为自己的后代获取最好的基因。进化科学家很早就推测，适用于麻雀和公鸡的也适用于人类。

分手

一天晚上，罗伯说了他会打电话给梅丽莎，却没有打过来。这不像他啊！她开始疯狂担心起来。他受伤了吗？他和别的女人在一起吗？梅丽莎从身体上都能感觉得到自己的恐惧。奇怪的是，浪漫爱情的状态会被失去伴侣，被抛弃的威胁或恐惧而重新点燃。对男性和女性来说，被抛弃实际上都会加剧大脑回路中的热恋的现象。那个大脑区域会绝望地、如饥似渴地搜寻爱人的影迹。戒断，就像戒毒一样的情形随之取代。如同生命受到威胁的感觉阵阵袭来，杏仁核区域触发出一种恐惧的警觉状态，大脑中负责忧虑和批判性判断力的前扣带回皮质开始产生会失去所爱的消极想法。在这种被高度激发的专注状态下，想要与爱人重聚的强迫性念头挥之不去。这种状态引起的反应不是信任和联结，而是痛苦、固执地找寻心爱的人。梅丽莎因为会失去罗伯的念头而变得癫狂。她头脑深处自我意象中被奖赏驱动的那些业已被他的观点、兴趣、信仰、爱好、举止和性格融合和扩展出来的部分，现在处于急性的情绪、身体和认知戒断状态。

　　爱情在浪漫迸发期迅速发生的那种令人亢奋的自我意象的扩张现在正处于痛苦的收缩中。当女性经历背叛或痛失所爱时，她们的反应也与男性不同。失恋时，被抛弃的男人自杀的可能性要高出 3 到 4 倍，而女人则会陷入抑郁。被抛弃的女人会无法进食、睡眠、工作或集中注意力，总是在哭泣，不参与社交活动，并且时常想到自杀。我有个 18 岁的患者路易丝就是这样的例子，她和男朋友杰森两年来形影不离，直到他离开去上大学的那个下午。突然之间他结束了这段关系，跟她说他想在她不在的时候能自由地和其他女孩约会。4 天后，我接到路易丝父亲的紧急电话。她一直躺在地板上嚎啕大哭，劝也劝不住，不吃也不睡，呼唤着杰森，呜咽着说她宁愿死也不能没有他。

路易丝正因为失恋而承受真切的伤痛。直到最近，我们还认为像"受伤的感觉"和"破碎的心"这样的说法仅是诗意的表达，但新的脑成像研究揭示了它们的准确性，结果表明，被拒绝真的就像身体的伤痛一样，因为它触发的是相同的脑回路。对刚被爱人抛弃的人们进行的脑部扫描也显示出从浪漫爱情的化学物高活跃度到悲痛失落的低迷生化指征的转变。梅丽莎还没有走到这一步。没有了爱情带来的多巴胺激增，抑郁—绝望的反应就会像乌云一样在大脑中降临。这就是发生在路易丝身上的事，而不是梅丽莎。那晚罗伯甚至没有想起来他应该给她打电话，而是跟一帮哥们出去打扑克牌了。当他意识到他对梅丽莎的伤害有多重时，他向她道歉并承诺以后都会给她打电话。这件事让梅丽莎和罗伯意识到他们对彼此有多么重要，实际上也激励他们朝向关系的永久化迈出了下一步，他们订婚了。

也可能失恋的"大脑痛苦"逐渐演化成了一种身体的警报，提醒我们注意社交隔绝的危险。苦痛吸引着我们的注意力，扰乱了我们的行为，同时也激励着我们要确保自己的安全，并结束这种痛苦。鉴于找到伴侣、繁殖和获得食物、养育和保护对人类生存的重要性，失爱和被拒绝的痛苦可能深植于我们的大脑中，提醒我们要避开，或者至少迅速恢复，找到另一个伴侣，为之倾倒，陶醉于一段新的多巴胺和催产素狂潮中。是什么能触发这种快感呢？答案是性。

第四章　性：腰带下的大脑

终于，一切都安顿好了。她的心也平静了下来，按摩起了作用，度假永远是最好的选择。不用工作，没有烦恼，不用接电话，不用回电子邮件，玛西的大脑歇息了下来。双脚甚至是暖暖的，而她都不想起床穿上袜子。他身材火辣，又是个做爱高手。她可以放任自己，让它发生。她大脑中的焦虑中心停止运转，有意识的决策区域没有那么强烈地活跃，神经化学物质和神经系统像排列好的星座一样准备达到性高潮，发射升空。

具有讽刺意味的是，女性的性开关打开后，大脑开始关闭。只有在大脑的恐惧和焦虑中心杏仁核失活时，性冲动才能冲向愉悦中心并引发性高潮。在杏仁核被关闭之前，任何最后一刻的担忧，关于工作、关于孩子、关于日程安排、关于准备好晚餐，都可能会中断达到性高潮的进程。

女性的神经系统需要经过这额外的一步的事实，可能解释了为什么她们通常平均需要比男性长 3 到 10 倍的时间才能达到性高潮。所以女孩们，告诉你们的男人慢下来，要有耐心，尤其是在你想怀孕的时候。研究表明，男性高潮来得更快的生物学原因是，在男性射精后达到性高潮的女性更容易怀孕。

这是一种精妙的机制，但与大脑的连接几乎是直达的。阴蒂尖端的神经直接与女性大脑负责性快感的中心相通。当那些神经受到刺激时，它们会提高电化学活度，直到达到某个阈值，触发一阵冲动，并释放出亲密联结、感觉良好的神经化学物质，如多巴胺、催产素和内啡肽。啊，高潮！如果对阴蒂的刺激被过早地切断，如果阴蒂神经不够敏感，或者因为恐惧、压力或内疚感而干扰了刺激，阴蒂就会突然停止工作。

玛西来看我的时候，她刚遇上约翰。她在 20 岁出头时与格伦有过一段长期深入的关系，但没有持续下去，虽然他是一个帅小伙，而且他们之间的关系很舒服，也让她很有安全感。她真的很享受他们的性生活，和他一起她总是有很好的性高潮，但他并不是她想嫁的男人。当她又开始与约翰好上了时，她发现自己的身体并不是那么欣然地回应。问题不在于约翰是个糟糕的情人或者某些方面能力不足，恰恰相反，他比格伦更有趣，甚至更帅。但约翰不是格伦，与格伦一起时她会感到舒适和安全。约翰是新人，所以她和他一起时会感到紧张，无法达到性高潮。一天，玛西因为脖子痉挛疼得厉害去看了医生，医生给她开了安定来放松肌肉。她在晚餐时吃了一片药，当她和约翰上床睡觉时，他们做爱了，这次性高潮没有问题。她吃的那片安定放松了她的大脑，杏仁核失活了，她得以轻松达到了性高潮所需的神经化学阈值。

如果你不能放松下来，没有舒适、温暖和惬意的感觉，高潮就不太可能发生。在一项针对女性性高潮的脑部扫描研究中，研究人员发现女性需要感到舒适，双脚得保持温暖，然后她们才会想要进行性行为。对于许多女性来说，放松——多亏有热水浴、足部按摩、度假或是酒精——能提高她们获得性高潮的能力，即使她们对性伴侣没有完全舒服的感觉。

处于深爱和激情早期阶段的女性会感觉到来自于伴侣的欲望和崇拜，可能更容易达到高潮。对某些女性来说，长期、忠诚的关系或婚姻带来的安全感会让大脑比她们与新的性伴侣一起时更容易达到性高潮。随着性高潮的消退，催产素的激涌会导致女性的胸部和面部因血管扩张而潮红，满足和欣慰的光晕笼罩着她，恐惧和压力被屏蔽在外。但这一切是如何发生的，对我们身边的男人们来说却仍然是个谜。每个女人都有过这样的体验，与她一起躺着的男人会问"刚才你有高潮吗"。对他来说，通常是很难分辨的。

正是因为这种心理和生理之间精细的相互联系，女性性高潮对于她们困惑的男性情侣和科学家来说一直是难以捉摸的。数十年来都有女性自愿接受科学家的研究，接受阴道刺激、录影、录音、采访、测量、连接和监控。女性高潮时的反应如短促的呼吸、弓背、脚暖、鬼脸、无意识的发声、突变的血压都被测量过。而现在，由于核磁共振扫描可以显示大脑中激活和失活的区域，我们对女性大脑对性高潮的控制有了更多的了解。

如果我们在玛西和约翰一起走向卧室时对她的大脑进行核磁共振扫描，我们会发现她的许多大脑回路都被高度激活。当她钻进温暖的被单，与约翰紧紧依偎，开始亲吻和拥抱时，她大脑中的某些区域会变得更加平静，而控制生殖器和乳房敏感度的区域会点亮。

当约翰开始触摸她的阴蒂时，她大脑中那些发光的区域会开始闪烁红色的火花，而当她在他摩擦她的阴蒂变得更加兴奋时，她大脑中管理忧虑和恐惧的区域——杏仁核——会失活，变成平静的蓝色。随着她变得更加兴奋并将他拉着进入她的身体时，杏仁核将完全失活，而快感中心会发出红色的脉冲光，直至——快速的性高潮脉冲波充盈她的大脑和身体。

对于男人来说，性高潮是更简单的事情，血液涌向一个重要的附属器官，性高潮就会发生。而对于女性来说，那些神经化学的星阵需要对位，最为重要的是，她必须信任和她在一起的人。

因为男性的性唤起模型就像基本的液压系统——血液流向阴茎，导致勃起——研究人员一直不断地在女性身上寻找着同样简单的机制。医生们猜测，女性的性唤起问题源于流向阴蒂的血流量低。然而，从来没有任何证据证明这是真的——也没有研究人员找到测量阴蒂被唤醒时的物理变化的方法。他们找到了替代的其他指标，譬如润滑度，使用笨拙的方法称量女性受试者在观看情色电影前后卫生棉条的重量。对女性性反应的科学理解相较于对男性勃起的研究，不说有数百年的差距，至少仍然落后了数十年，而且进展仍然缓慢得令人沮丧。乃至最近的一本解剖学教科书也完全省略了对阴蒂的描述，而对阴茎则有长达 3 页的描述。现在的医生们仍然将男性无法勃起视为需要处理的急症，但似乎没有人认为女性无法获得性满足感同样紧迫。

自从万艾可 ① 在 1998 年首次爆炸性地亮相以来，科学界对性别差异的研究兴趣已经升温。制药公司一直争相努力找寻某种能可靠地点燃女性欲望的药丸或贴片。到目前为止，他们为女性开发粉红版万艾可的尝试都乏善可陈。2004 年，辉瑞公司正式结束了为期 8 年的探索性研究，他们试图证明万艾可能促进阴蒂的血流量，因此提高女性的性享受。

我们现在确知的是，正如同女性大脑不是男性大脑的缩小版一样，阴蒂并不是小号的阴茎。围绕着阴道口、尿道和阴道外段三分之一的整个环形组织都通过神经和血管与阴蒂的尖端相连，因此所有这些组织共同对导致性高潮的兴奋负责。一些女性将这一区域称为她们的"欲火之环"。

也并不存在如弗洛伊德错误以为的阴道高潮与阴蒂高潮之别。近一个世纪以来，他的理论让女性觉得如果她们只有阴蒂高潮，是因为她们性能力不足，或者并不能成为真正意义上的女性。当然，弗洛伊德对阴蒂或女性大脑的解剖学一无所知。神经科学家发现阴道与阴蒂是紧密相连的，因此女性的性高潮全部来自这样一个完整的器官，而它又与大脑中的快感中心相连。阴蒂实际上就像腰部以下的大脑，但性并不全是腰部以下的生理反应，同样也并不全是由心理因素所引导。在现代神经科学家看来，心理和生理并没有什么不同，它们只是同一枚硬币的两面。

---

① 编者注：万艾可（枸橼酸西地那非），是全球第一个口服 PDE5 抑制剂，用于治疗男性勃起功能障碍。

女性大脑

破坏情绪没有那么费力

口臭、流太多口水、膝盖、手或嘴的某个笨拙动作，任何一件小事都能让女性杏仁核恢复活动，在关口时切断性兴趣和性高潮。

过去糟糕的经历会开始占据女性的大脑回路，引起羞耻、尴尬或缺乏安全的感觉。朱莉 28 岁时来看我，说她无法达到性高潮。治疗时她终于透露出小时候曾被她的叔叔猥亵过，正是那样的经历让她不喜欢性。当她发生性关系时，她会感到非常焦虑——即使是和她忠诚又充满爱心的未婚夫一起也会如此。像朱莉一样，10 个女孩中就会有 4 个在童年时期有过某种性烦扰的经历，这些经历会继续占据她们的大脑，令她们在成年后的性接触中充满忧虑，而无法达到性高潮是最常见的症状之一。在接受了性治疗和创伤治疗后，朱莉的性享受得到了改善。几个月后，她打电话向我报告了她第一次获得了性高潮。

生理和心理因素都会影响性唤醒能力，对女性来说尤其如此。同时处理多重任务的女性最终会被更多的事情分心，这些干扰会占据她们的大脑回路，从而阻碍其性欲。在朱莉接受了一份需要长时间工作的新工作 3 个月后，我的另一位患者开始遇到难以达到性高潮的麻烦。她没有任何休息时间和丈夫一起放松，而且她开始假装高潮以免伤害他的自尊。新工作带来的担忧和紧张，干扰着她放松、感到安全，以及放任她的杏仁核失活的能力。

对无法获得性满足的担心和压力所带来的干扰，也可能是女性喜欢使用电动棒自慰的原因之一。作用于阴蒂的电动棒通常能提供更快、更容易达到的性高潮。你无须担心这段关系，也不必担心男人是否早泄而有损自尊，又或者是你自己在床上的样子。我的另一位患者——离婚了，40多岁——因为太过于习惯使用电动棒，以至于当她再次和一个男人交往时，她发现他的表现还不如她心爱的电子机械器具。最终，她采取了严厉的措施，将电动棒埋在后院里，以强迫自己重新习惯真正的阴茎。

女人需要进入那个心境，在做爱之前，伴侣间的关系必须抚慰和缓，她必须得停止对他生气。对伴侣的愤怒是性问题最常见的原因之一。许多性治疗师说，对于女性来说，前戏包括了阴茎插入前24小时内发生的一切；而对男人来说，只需要3分钟就可以。由于女性大脑的许多部分同时处于活跃状态，要进入心境，她必须首先放松下来，并重新与伴侣建立起积极的联系。这就是为什么在之前的24小时她得美美地度过才会有好的性致，以及为什么度假对她们来说就像是一剂强效春药，那会让她从日常生活的压力中解脱出来。所以男士们，是的，记得带上鲜花、巧克力和甜言蜜语——这些很管用。一个女人不会一边对她的男人生气，一边又想要和他发生性关系的。女士们，告诉你们的男人，如果他们在想要和你行床笫之欢的当天还惦记着挑剔你或跟你吵架，他们可得再掂量掂量。他们将不得不再等上24小时，你才可能准备好。

女性性高潮的作用

从进化的角度来看，男性高潮并没有什么大奥秘，那只不过是一种生理上的简单射精，伴随着一种几乎令人上瘾想要寻求进一步性接触的动机。理论上说，男性授精次数越多，他的基因在后代中获得代表的机会就越大。女性的性高潮则更为复杂和隐蔽——而且很容易伪装。女性不一定需要经历性高潮才能怀孕，尽管性高潮有助于怀孕。

尽管一些科学家认为女性性高潮并没有什么目的，但它实际上可以让女性在性交后继续躺着，被动地保留住精子以增加她受孕的可能性。更不用说性高潮是一种强烈的快感，任何令人感觉良好的事情都会让人们想要一次又一次地去做——而这正是大自然母亲的设计。其他人则提出了这样的观点，女性高潮的进化在情侣间建立起了更加牢固的伙伴关系，激发起女性对伴侣的亲密感和信任感。性高潮传递出女性对爱人的性满足和挚爱。

许多进化心理学家也开始将女性性高潮视为一种高级的适应，允许女性来操纵——即使她们并不自知——接受哪一个伴侣来让自己的卵子受精。性高潮激发出的呼吸急促、呻吟、心跳加速、肌肉收缩和痉挛，以及近乎幻觉的愉悦状态可能构成具有某种功能设计的复杂生物事件。科学家认为，女性高潮可能起着类似"精子大赛"的作用，女性的身体和大脑通过这种选秀来挑选获胜者。

人们早就知道，女性性高潮时的肌肉收缩和子宫吸力会拉着精子穿越宫颈黏液屏障。在一篇已发表的关于性高潮时宫颈吸力强度的报道中，一位医生报告说，一名患者在与一位水手发生性关系时，子宫和阴道的收缩力大到让他的避孕套吸得脱落了下来。检查时发现避孕套已经被吸进了微小的宫颈管内。这意味着女性性高潮可以起到将精子拉近卵子的作用。科学家们发现，与没有性高潮时相比，如果女性在情侣射精前 1 分钟，或者在情侣射精后的 45 分钟内达到性高潮，她保留的精子要多很多。没有性高潮意味着更少的精子被吸入子宫颈——子宫的入口门户，卵子在那里面等待着和精子的结合。当男人们忧虑着女人对他性爱表现的满意度，担心她会出轨，或者不再想与他发生性关系时，达到性高潮的女人们实际上可能正做着比他们要聪明得多的事情。随着性高潮的到来，女人们开始决定将与哪个伴侣生育她的孩子。如果玛西的石器时代大脑认为约翰足够性感，足够帅，能给她的后代带来良好的基因，那么和他在一起时达到性高潮就成了一桩要认真对待的事情。

生物学有一套通过操纵我们的现实确保进化生存的方法来战胜我们有意识的头脑，因此女性无意识的大脑回路会选择最好看的男人，因为他能给她带来更大的性高潮。行为生态学家还指出，雌性动物——从蝎蛉到家燕——更喜欢双侧身体对称性高的雄性动物，这意味着身体两侧更加匹配。身体各部分的完美匹配可能很重要的原因是，将基因信息翻译成身体各部分的过程可能会受到疾病、营养不良或遗传缺陷的干扰。不良基因或疾病会导致手、眼睛甚至鸟类尾羽等这些特征的双侧对称性呈现偏差，而这些恰好是我们在动物界的女性同行们做出选择时可以参考的视觉体征。人类女性同样希望与长得最好的男人生育她们的后代。最优秀的雄性——那些免疫系统强大，并且是健康的精子提供者——会发育出更高的身体对称性。那些挑选身体对称的求偶者的雌性正在为后代争取良好的基因。

人类也有这样的偏好。研究表明，女性始终会选择脸、手、肩膀和其他身体部位更加对称的男性。这不仅是个美学问题。大量且不断增加的医学文献表明，身体对称的人在生理和心理上都比较为不对称的人更健康。所以，如果你的约会对象对你来说长得有些奇怪而让你失去兴趣，那可能是大自然向你发出了关于他基因质量的警讯。约翰碰巧是玛西约会过的最好看的男人，这也许与她有了想要和他生育孩子的愿望有关。

科学家们推断出，如果女性的性高潮是为确保后代获得良好基因的一种适应，那么女性与好看、身体对称的伴侣一起时应当会报告更多的性高潮。阿尔伯克基大学的研究人员观察了 86 对性活跃的异性恋情侣。他们的平均年龄是 22 岁，这些情侣已经共同生活了两年，已经建立起了信任关系。研究人员让每个人以私密匿名的方式回答有关他各自性经历和性高潮的问题。然后，他们拍摄了每个人的面部照片，并使用计算机分析对称性的特征。他们还测量了身体的各个不同的部位——手肘的宽度，手腕、手、脚踝、脚、腿骨以及第二和第五根手指的长度。

事实上，男性身体对称性与女性性高潮之间的假设关系被证明是正确的。女性及其伴侣提供的报告表明，那些伴侣为身体最对称的人在性交时获得性高潮的频率明显高于那些伴侣为身体不太对称的人。

英俊的男人对此都有直接的认知。研究表明，身体对称的男人在与他们约会的女人发生性关系之前求爱时间最短，他们在约会对象身上投入的时间和金钱也最少，这些帅哥与身体不太平衡的人相比也更常对他们的伴侣不忠。这不是我们女性愿意相信的，相反，我们喜欢那种紧密结合的假说，认为女性与善良、有爱心的伴侣在一起时会获得最多的性高潮。但现实是，男人可能得分为两种不同的类别，有的适用于火辣的性行为；有的则提供安全、抚慰和儿童养育。女性一直渴望找到双效合一的人选，但可悲的是，科学表明这可能是一厢情愿的想法。

当然，没有人是完美对称的，但我们都认为那些对称性最高的人是最好看的。令研究人员惊讶的是，女性对伴侣的浪漫热情并没有增加性高潮的频率。不仅如此，即使传统观点认为节育和预防疾病会增加女性的性高潮率——据说是因为这会让女性在性交时感觉更加放松——但女性性高潮与使用避孕药具之间并没有显露出任何相关，而只有男人的英俊程度与交配期间女性高潮的高频率之间表现出了相关。毕竟，我们的大脑是在避孕药出现之前的石器时代为了生存而塑造的。从进化的角度来看，避孕套和避孕药不过是昙花一现的发明——太新了，尚不足改变我们体验情绪或性的方式。

女性不忠的生物学基础

大自然母亲会利用她所掌握的一切来确保情侣们结合在一起生育孩子，而这要求性生活在每月当中恰当的时间发生。例如，气味与情绪、记忆和性行为就紧密相关。女性的鼻子和大脑回路在排卵的前一刻尤其敏感——不仅是对普通的气味，对难以察觉的男性信息素费洛蒙亦如此。信息素是人类和其他动物从皮肤和汗腺释放到空气中的社交化学物质。它们也存在于男性体液中。费洛蒙会改变大脑的感知和情绪，并对欲望——比如性欲产生影响。随着雌激素激增导致排卵，大脑改变着对气味的敏感性。只需要少量的费洛蒙就能起作用；人类一滴汗珠的百分之一所释放的量足以产生强大的效果。难怪香水产业会疯狂地尝试将这种物质添加到香水和须后水中。

但不为香水业所知的是，这种效果取决于月经周期中的某一天，甚至于精准到某个小时。例如，当处于每月生育高峰期的排卵前女性曝露于来自男性汗腺的一种叫作雄甾二烯酮的费洛蒙（卵巢产生的主要雄激素雄烯二酮的近亲）时，6分钟之内，她们的心情将变得明朗，精神更加集中。这些空气传播的费洛蒙在随后的数个小时都让女性远离坏心情。从青春期开始，只有女性的大脑，而非男性的大脑，能够检测到雄甾二烯酮信息素，而且她们只在一个月当中的某些时段对其敏感。有可能是雄甾二烯酮在女性每个月的生殖高峰期对她们的情绪起作用，从而为社交和生殖互动铺平道路。有意思的是，玛西在第一次就诊时跟我提到过，约翰身上的气味让她着迷。

借助男性的体味和女性的鼻子，布拉格查尔斯大学的扬·哈夫利切克提出了一个关于费洛蒙和女性大脑的颇具争议的理论。他发现已经有伴侣的排卵期女性偏好其他更具霸气的男性的气味，而单身女性则没有这种偏好。哈夫利切克认为他的发现支持单身女性想要找到有助养育家庭的抚育型男性的理论。而一旦家庭组成了，她们就会有一种生理冲动，想要和拥有最佳基因的男人偷情。针对曾经被认为是从一而终的鸟类的交配模式进行的研究表明，高达30%

的幼鸟是由其他雄鸟繁殖的，而不是那些照顾着它们并与它们的母亲一起生活的雄鸟。

对女性忠诚神话的另一重打击，来自于人类基因研究中发现的一个肮脏小秘密——在研究人员测试过的所谓父亲中，多达 10% 与他们确信自己所生的孩子之间没有遗传相关性。科学家们受到伦理学的限制，无法对任何人透露这一细节。但为什么会发生这样的事情？在与并非自己惯常的伴侣在一起时，女性大脑是否更有可能触发性高潮且受孕？与自己特别合意的伴侣达到性高潮被认为会带来生殖优势。女性的性高潮会将精子吸到女性生殖道的高处，因而与具有诱惑力的男性一起时达到的性高潮更有可能使精子进入卵子。与性感的伴侣在一起时受孕的机会会增加，这可能解释了为什么女性通常会在月经周期的第二周（就在排卵前）更容易被其他男性所吸引，那是她们一个月当中生育力最强、最风情万种的时期。

另一项研究发现，身边有爱人的女性在与稳定的伴侣一起时会开始更加频繁地假装高潮。甚至在那些报告只与其他男人调情的女性中，与稳定的伴侣一起时假装高潮也更为常见。男性会找寻伴侣性满足的线索是有生物学原因的，这种满足是对女性忠诚度的保证。女性假装高潮的作用可能在于分散其主要伴侣对她的不忠行为的注意力。对于男人来说，假装对他们的主要伴侣有性兴趣是一种用来欺骗女人关于他们的忠诚度的古老把戏，有时在一段婚姻中多年都如此。研究表明，当女性确实有婚外性行为时，她们从主要性伴侣（在很多情况下是她们的丈夫）那里保留的精子较少，而在与情人私会时会经历更多的交配高潮，保留他们更多的精液。综上所述，这些发现表明，女性性高潮的意义更少在于与其想要结婚的好男人之间建立起紧密的联系，而更多在于对外面的情人的遗传禀赋进行一种精明的、潜意识的、原始的评估。女性并非被塑造得比男性更适合一夫一妻制，她们的先天设计令她们保持选择权的开放，而她们通过假装性高潮来转移伴侣对她们不忠行为的注意力。

爱情的燃料

诱发两性性欲的都是睾酮，这种化学物质被某些人错误地称为"雄性激素"，实际上它是一种性和攻击性激素，男性和女性体内都有很多。男性在睾丸和肾上腺中分泌，而女性则在卵巢和肾上腺中分泌。在男性和女性体内，睾酮都是让大脑中的性引擎运转的化学燃料。当燃料充足时，睾酮会加速下丘脑的活动，点燃情欲，并且在身体的性敏感区唤起性幻想和身体感觉。这一过程在男性和女性体内的工作方式相同，但可用于"启动"大脑的睾酮量有着巨大的性别差异。男性体内的睾酮量平均是女性的 10 到 100 倍。

甚至调情行为也与睾酮密切相关。研究发现，睾酮水平高的雌鼠比其他老鼠更爱嬉闹，并且会更多参与到"急奔"行为中，这种行为在啮齿动物中也许相当于性刺激。在人类中，少女情欲的开端，以及第一次性交，与她们的睾酮水平相关。一项针对八年级、九年级和十年级女生的研究发现，较高水平的睾酮与更加频繁的性念头和更多的手淫行为相关。另一项针对青春期女孩的研究表明，睾酮水平升高是首次性交行为的重要预测因素。

尽管在睾丸激素的刺激下，少男少女的性兴趣都急剧上升，但两性间在性欲和性行为上仍然存在显著差异。从 8 岁到 14 岁，女孩的雌激素水平会增加 10 至 20 倍，但睾酮水平只会上升大约 5 倍。男孩的睾酮水平在 9 岁到 15 岁之间则会增加 25 倍。正因为有了这些多余的性火箭燃料，十几岁男孩的性欲通常是同龄女孩的 3 倍，而且这种差异将持续一生。男孩在青春期睾酮水平会不断上升，而女孩的性激素每周都会起起落落，几乎每天都在改变着她们的性兴趣。

如果女性体内的睾酮下降到一定水平以下，她将完全失去性兴趣。吉尔是一位 42 岁处于绝经前的教师，曾经来看我，抱怨她没有性欲，导致她的婚姻出现了问题。她血液中睾酮水平非常低，我开始对她施以睾酮疗法。为了追踪她对这种激素的反应，我让她记录下性幻想或春梦的次数，以及自慰或者想要自慰的次数。如果我们只追踪她性交的次数，那很可能我们测量出的是她丈夫的性欲。我让她在 3 周后回来评估她的进步。在两次约诊的间隙，吉尔误服了加倍的睾酮剂量。当她再次来到诊所时，脸涨得通红。她难为情地告诉我她犯的错误，并且说她的性冲动现在变得非常强烈，以至于她会在课间冲到洗手间去自慰。她说："这可真成了一桩困扰我的事，不过现在我可算知道那些 19 岁小男孩的感受了！"

如果吉尔再等上一会儿，在她月经周期中发挥作用的另一种激素就可能会对体内睾酮的泛滥进行干预了。睾酮是大脑需要用来点燃性欲的主要触发器，但它并不是影响着女性性兴趣和性反应的唯一神经化学物质。孕酮水平会在月经周期的后半段上升，抑制性欲，并起着部分逆转睾酮对女性身体系统的作用。一些男性性犯罪者甚至会被注射孕酮来降低他们的性欲。女性在月经周期的后两周孕酮水平处于高位时对性的兴趣也会降低。女性生理周期的第二周，生育力处于巅峰，排卵即将发生，睾酮水平会自然上升，性冲动随之而来。雌激素本身并不会导致性欲增加，但会在月经周期的中点与睾酮一起达到峰值。雌激素倾向于使女性更容易接受性行为，并且对于阴道润滑至关重要。

巨大的性别分歧

男性大脑中与性相关的中心实际上比女性大脑中相应的结构要大约两倍。男性和女性大脑的大小确实影响着他们思考、回应和体验性的方式。毫不夸张地说，男人比女人更常想到性。除非频繁地射精，否则他们会感到来自于性腺和前列腺的压力。男性大脑中专注于性的空间和处理能力是女性的两倍。这就好比女人拥有一条八车道的高速公路来处理情感，而男人只有一条窄小的乡村路；男人们会将奥黑尔机场（芝加哥国际机场，世界上客流量最大的机场之一）作为其处理性想法的枢纽，而女人们则会使用附近的机场来降落她们的小型私人飞机。这或许可以解释为什么 85% 的 20 到 30 岁的男性每天都会有多次想到性，而女性每天只会想到一次——或者在她们生育力最旺盛的日子里增加到三到四次。这使得两性之间的互动变得有趣，男人经常不得不说服女人与他们做爱，因为那通常不是女性心中排在首位的事。

大脑中的这些结构变化早在受孕后八周就开始了，那时男性胎儿中的睾酮滋养着与性相关的大脑中枢，在下丘脑中被称作"性追求的区域"会越来越大。青春期时睾酮的第二次激增会加强和扩充男性其他的大脑连接，这些连接向这些性中心传递来自于视觉、嗅觉、触觉和认知系统的信息。9岁到15岁之间，睾酮水平会增加25倍，这为他在余下的青春时光里男性大脑中那些更大的性联系提供了燃料。

许多这样的结构和连接也存在于女性大脑中，但它们的大小只相当于男性的一半。从生物学的角度来看，女性只是将较少的精神空间用于性追求，而且她们的性兴趣随着每个月的卵巢睾酮周期而起起落落。男性大脑中的性机制对飘过来的每一缕香水味道和每一个经过他身边的女性都保持战备状态。

女性不能理解性对于男人来说意味着什么

简和埃文是一对30多岁的夫妇，他们来看我时带着的是一个我熟悉的问题。简刚刚换了一份新工作，体重增加了一些，正开始非常努力地工作；她把所有的时间和精力——你甚至可以说是她所有的性欲——都放在了工作上，希望给人留下好的印象。她发现自己根本没有心情再做爱了。这让她的丈夫感到困惑，因为就在那之前的一年，在他换了份新的、要求高的工作时，她可是比平时更想要性生活。尽管如此，只要埃文能让简开始，过程中她也是享受的，并且能达到性高潮，她只是从来不会想要开始。这是走进我诊室的职业女性最常见的抱怨。

这听起来并无大碍："亲爱的，我累了。还没吃上饭呢，今天工作很辛苦。我很想在床上跟你抱一会，但我现在就想吃点东西，看会电视，然后睡觉。可以吗？"他可能会说行，但内心深处却已经被那些古老的神经连接接管了。请记住，那一刻几乎每分钟他想着的都是性事。如果她不想做爱，可能发出的信号是他的吸引力减弱了，或者是她有了另一个男人，换言之，他们的爱在消退。埃文坚持要和简来找我做夫妇心理咨询，因为他确信简已经不再爱他，或者更糟糕的是，她有了外遇。当我们讨论着男性和女性大脑之间的差异时，简意识到埃文大脑中的现实感对她不想做爱这件事做出了意想不到的反应。他的大脑将她对他缺乏肉体欲望解释为"她不再爱我了"，简开始更加能以同理心看待性对于她丈夫的意义。

这就像男女之间因为言语沟通出现的问题是一样的。如果伴侣停止与她们交谈或者没有情感回应，女人会认为他不喜欢她了，她应该是做错了什么，或者他不再爱她了。她会因为怕失去他而感到恐慌，甚至可能觉得他在搞外遇。简真的只是累了，不觉得自己有魅力，但占据埃文头脑中的念头确实是她不再爱他了。他开始表现出嫉妒和占有欲，因为他的生理现实让他想要找出跟她好上了的那个男人。如果她不想跟他做爱，那她肯定是和别人做来着。毕竟，换成他是会那么干的。简明白了这一切后，她告诉埃文，她了解到性对于男人来说就像沟通对女人一样重要，于是笑着对他说："好吧，那我们也多一些'男性方式'的沟通吧。"

埃文现在明白简需要更多的热身时间，而简也明白埃文需要确信自己是被爱的，于是他们也真的进行了更多的"男性方式的沟通"。顺理成章地，简怀孕了。她的现实即将再次发生改变，而性——抱歉了，埃文——将在待办事项清单上再往后挪挪了，因为妈妈模式的大脑正在接管中。

第五章　妈妈模式的大脑

"等你当上妈妈后，会彻底变个人的。"母亲提醒过我，她是对的。在我怀孕很久之后，我仍然为了两个人而活着和呼吸着——灵与肉都和我的孩子黏在了一起，那种连接比我想象中来得更强烈。自我的孩子出生开始，我变成了一个不同的女人；而作为一名医生，我深知为什么会这样。母亲的身份会给你带来改变，因为那确实会改变一个女人的大脑——结构上、功能上，在许多方面都是，且不可逆转。

可以说，这正是大自然确保物种生存的方式。否则怎么解释为什么像我这样的人——之前对孩子完全没有兴趣——在我经历了难产，从药效中慢慢清醒过来后，立刻感觉自己天生就是当妈的料？从神经学上讲，这是真的。基本的母育行为早已深埋在我的遗传密码中，通过孕期的激素做好了准备，再由分娩激活，并通过我与孩子间密切的身体接触得到加强。

如同好莱坞的科幻恐怖片《人体异型——身体劫掠者的入侵》中那样——或者更准确地说，是大脑劫掠者的入侵——妈妈被她怀着的那个可爱的小外星人从内部改变了。这是我们与绵羊、仓鼠、猴子和狒狒共有的一个特征。以一只雌性叙利亚仓鼠为例，在它生下自己的孩子之前，它会忽略，甚至吃掉那些无助的幼崽。而一旦分娩，它就会把自己那些还只能蠕动的新生儿们抱到一起，给它们喂食和取暖，梳理它们的毛发，舔舐它们，来触发幼崽们确保自身生存所需的那些身体机能。

人类在这方面则并不像动物那么多地由生物本能所决定。和其他哺乳动物一样，女性天生的大脑回路会对一些基本的信号做出反应——胎儿在自己子宫中的生长，孩子的出生，吸奶、触摸和气味，与孩子频繁的肌肤相亲等。即使是父亲、养父母和从未怀孕过的妇女，在每天与婴儿亲密接触后也会做出母性反应。这些来自于婴儿的身体信号在大脑中形成了新的神经化学通路，在化学印记和大量增加的催产素的帮助下，创建并增强着母性大脑回路。这些变化催生了主动、高度专注和具有积极保护意识的大脑，迫使新手妈妈改变她的反应，以及她生活中的优先事项。她与新生儿之间的关系是她一生中从未曾有过的，他们生死攸关。

现代社会中的女性不仅要负责生孩子，还得去外面工作给家庭经济上的支持，大脑中的这些变化造成了母亲生活中最深刻的冲突。妮可是一位 34 岁的投资银行家，为了进入哈佛大学，她在高中的几年里都在努力学习，并因此踏上一条能为她提供财务保障和经济独立、声誉又好的职业轨道。拿到学士学位后就结婚，那可是她想都不会想的事情。大学毕业后，她先是环游了世界一番，在旧金山金融区安心工作了一段时间，然后进入加州大学伯克利分校商学院学习，在那里用了 4 年时间获得了工商管理和国际关系双硕士学位，为自己在全球经济体系中的职业生涯做好了准备。她在 28

岁时完成了伯克利大学的学业并搬到了纽约，在那里的一家投资银行找到了一份合伙人的工作。

某件事情你做得越多，大脑分配给那项任务的细胞就越多，妮可的脑回路那时正变得完全专注于她的工作和职业道路。接下来的两年则需要她投入每周 80 小时繁重但收获颇丰的工作。她想要出人头地，于是她将自己的思想、身体和灵魂都与自己的职业紧紧捆绑在一起。但很快她遇到并爱上了查理，一位可爱的南方律师，在她办公室所在大厅的对面工作。她的大脑开始在她对查理的依恋和她的职业追求之间划分细胞分配。因此，妮可在 30 岁出头的时候，得学习在要求很高的工作与这段最终演变成了婚姻的关系之间保持平衡。很快又会有第三个人物，即小孩进入她的生活，脑细胞将被迫再次分裂。

大脑中的宝宝

即使我们有最好的意图，生理需求也可能劫持我们的大脑回路，许多女性在真正怀孕的很久之前便会经历首次"妈妈大脑"的症状，尤其在她们已经尝试想要孩子一段时间之后。"育儿心"——对生孩子的深切渴望——可能会在一个女人抱着别人温暖、柔软的新生儿后不久突袭而来。忽然之间，即使是最不关注孩子的女性也会开始渴望婴儿身上那种娇嫩、芬芳的感觉和气味。她们可能将其归结为滴答作响的生物钟，或同龄人之间"我也要"的影响，但真正的原因是大脑已经发生了改变，迎来了新的现实感。婴儿头部的甜蜜香味中所携带的信息素，刺激着女性大脑分泌出强效的爱情药水催产素——产生一种诱发育儿心的化学反应。杰西卡是我姐姐的女儿，我第一次去看她时她才三个月大，那之后我对婴儿可是完全着迷了很长一段时间。从某种意义上说，我像是从我这个亲侄女身上感染了某种症状——真真切切有身体感知的那种——而那是大自然的"偷袭"，引发了我想要生孩子的欲望。

向妈妈大脑的转变在受孕那一刻就开始了，甚至可以接管最以职业为导向的女性的大脑回路，改变她的思维和感觉方式，以及她对重要事情的认知。在整个怀孕期间，女性的大脑都浸泡在自己的胎儿和胎盘所制造的神经激素中，妮可很快就亲身体验到了这些激素的作用。当它开始发生时，她和查理才刚刚在纽约北部度过了一个爱的周末。如果我们有一个核磁共振扫描仪来观察妮可的大脑，当精子穿透卵子时，我们看到的还只是她普通的女性大脑。在卵子受精后的两周内，它会牢固地植入子宫内膜，并依附于妮可的血液供应。一旦她的血液供应和胎儿的血液供应结合起来，妮可身体和大脑中的激素就会开始发生变化。

妮可血液和大脑中的孕酮水平开始攀升。很快她便感觉到自己的乳房变得柔软，大脑变得镇静。我们会看到她的大脑回路的活动变得舒缓，因为她总有一种困倦的感觉，这会让她比平时需要更多的休息和进食。她大脑中处理口渴和饥饿的中心被不断上升的激素满血激活，现在她需要产生出两倍于平常的血量。她再不想离水瓶、水龙头或者浴室太远了。与此同时，她的大脑发出的进食信号，尤其是在早上，会变得很挑剔，因为她的大脑正在改变它对某些气味，尤其是食物气味的反应。在孕期的最初三个月，她可不想要不小心吃到会伤害到体内脆弱胎儿的东西。这就是为什么她的大脑现在对气味过于敏感，这可能让她大部分时间会感到恶心，甚至可能到每天早上都干呕的程度——或者至少她会觉得想要呕吐——这一切都是因为受到孕期激素的影响，她的嗅觉大脑回路发生了巨大变化。

在怀孕最初的数月里，妮可每天都在努力中艰难度过。上班的时候，她所能做的就是坐在那儿盯着订书机干瞪眼，还要尽量不要吐出来。然而，到了第四个月，发生了一个重大转变。她的大脑已经习惯了激素的巨大变化，她可以正常进食了，甚至食欲旺盛。她有意识和无意识的大脑现在都专注于子宫里发生的事情上。随着第五个月的到来，她开始感到腹部有小气泡出现；一开始她以为这或许只是饱餐一顿后肚子里通常会发出的咕噜声。但是不，她的大脑渐渐注意到这些是肚子里小宝宝在动。过去数月来，妈妈大脑所需要的激素已经累积完备，但直到这时，妮可才意识到自己正在孕育着自己的孩子。怀孕将近半年了，她的大脑一直在改变，扩充着嗅觉回路、口渴回路和饥饿回路，并且抑制着下丘脑中通常会触发月经周期的脉动细胞。她现在已经准备好让爱的脑回路生长。

胎儿每一次踢腿或者新的动作都让她更多地了解自己的宝宝，并热切地幻想着把他抱在怀里的样子。虽然无法完全想象得到，她仍然渴望着那一天的到来。这也是查理第一次可能对他成长中的孩子感兴趣的时候——感受着胎儿踢腿，趴在妮可的肚子那儿去听小宝宝的心跳声，小宝宝甚至可能在肚子里啪啪啪地轻轻拍着回应他。是的，通常父亲会幻想着那是一个男孩，而母亲通常会幻想着那是一个女孩。

我还记得怀孕时对一些奇怪食物的强烈渴望，还有即使闻到一丝丝油腻食物的味道时也感觉自己肯定会呕吐。所有这些变化都是大脑发出的信号，告诉你某个东西，或者某个人，侵入了你的系统。在怀孕的前两到四个月，孕酮水平骤增，超过正常水平的10倍到100倍，而大脑被浸泡在这种有着类似于药物安定的镇静作用的激素里。

　　孕酮的这种镇静作用，以及高水平的雌激素，有助于在怀孕期间保护着孕妇免遭压力激素的影响。胎儿和胎盘大量分泌出那些"战斗或逃跑"的化学物质，譬如皮质醇，充盈在孕妇的身体和大脑中。到怀孕后期，女性大脑中的压力激素水平与剧烈运动时一样高。然而奇怪的是，这些激素在怀孕期间并不会带来压力感。它们的影响在于让孕妇对自身安全、营养和周围环境保持警惕，而对其他类型的任务不那么适应，如进行电话会议和安排自己的日程。这就是为什么，尤其是在怀孕的最后一个月左右，妮可开始感到心烦意乱、健忘和心事重重。自青春期以来，她的大脑从未同时发生过如此多的变化。当然，每个女人的反应取决于她的心理状态和生活中发生的事件，但这些是她在怀孕期间不断变化着的现实的生物学基础。

　　与此同时，女性大脑的大小和结构也在发生变化。功能性核磁共振脑部扫描显示，从六个月到怀孕结束，孕妇的大脑实际上正在萎缩。这可能是因为她大脑的某些部分随着其他部分变小而变大——这种状态在分娩后六个月会逐渐恢复正常。在动物研究中，我们已经发现大脑负责思考的部分，即皮层在怀孕期间会扩大，这揭示了女性大脑的复杂性和灵活性。科学家们尚不了解大脑大小发生变化的确切原因，但这似乎表明大规模的大脑重新架构和代谢变化正在发生，而并不是说女性正失去脑细胞。一些科学家认为，母亲的大脑萎缩是因为大脑回路重新架构所需的细胞新陈代谢发生了变化——为一些单车道公路改造成高速公路做好准备。因此，虽然身体的重量增加了，但大脑的重量减轻了。在分娩前的最后一到两周，大脑开始再次变大，因为它构建了庞大的母育回路网络。否则，宝宝们说的第一句话就肯定是"妈妈，我把你的大脑缩小了"。

妈妈大脑的诞生

随着预产期的临近，妮可的大脑几乎完全专注于自己的孩子，并幻想着将如何在保障母子平安的情况下，捱过所有的疼痛和体力支出将一个健康的宝宝生出来。她的妈妈大脑回路切换到了高度警戒状态。虽然她感觉自己像是一条搁浅在沙滩上的鲸鱼，并且步履蹒跚，但还是会感觉到一阵阵的能量迸发。查理也变得专心致志的，生育过程帮不上忙，那就做好"物理"上的准备——譬如宝宝要使用的空间，粉刷好婴儿房，还有准备好所有必要的设备，其中大部分查理在几个月前就买好了。猛然间他又会想到还需要另外六样东西，他的爸爸大脑回路正在迅速连接起来应对这一人生重大事件。现在，宝宝出生的倒计时开始了。

医生通知了妮可预产期的日子，但告诉她有可能会提前或推迟两周，这是因为每个宝宝都要按照自己的步调准备好出生。这将是妮可和查理多次受制于先天设定的孩子发育时间表的第一次体验，这很少与他们预先设想的一致。

这一天终于到来了。妮可的羊水破了，顺着她的腿往下流。宝宝头朝下也准备好了。分娩时一连串的催产素激涌打开了妈妈大脑的开关。当宝宝准备好出生时，孕妇会接收到来自于完全发育好的胎儿的信号提示，体内的孕酮水平会突然下降，催产素脉冲流则会涌入她的大脑和身体，导致子宫开始收缩。

随着婴儿的头部穿过产道，更多的催产素会在大脑中一股股地释放出来，激活新的受体并在神经元之间建立起数千个新的连接。婴儿出生时妈妈可能体验到由催产素和多巴胺引起的极度兴奋，以及听觉、触觉、视觉和嗅觉的深度提升。前一分钟，你还只是尴尬地坐在那儿，像是一只搁浅的鲸鱼，下一分钟你的子宫猛然间冲到了你喉咙的位置，你无法相信将那么大的宝宝推出你的骨盆，相当于将一个大西瓜从你的鼻腔里排出一样，居然是可行的。大多数女性需要经历很多很多个小时的磨难才结束分娩，而从那一刻开始，你的人生和你的大脑已经永远改变了。

在哺乳动物界，分娩时这些大脑发生的变化并没有什么不寻常。以绵羊为例，当小羊羔通过母亲的产道时，催产素脉冲流会在几分钟内重新连接母羊的大脑，使其对自己幼崽的气味极为敏感。羊羔出生后 5 分钟或更短的时间，它就能记住自己新生儿的气味。之后，它将只给自己的羔羊哺乳，而拒绝其他有着陌生气味的羔羊。如果它在最初的 5 分钟内没有闻到自己宝宝的味道，它就不会认出来，因而也会拒绝那只羔羊。分娩会触发母羊体内快速的神经学变化，这从它的大脑解剖结构、神经化学指征和行为表现中都可以观察到。

对于人类母亲来说，来自于自己新生儿的头部、皮肤、便便、吐出来的母乳和其他体液的那些可爱的气味，在最初的几天里不断地冲刷着她的大脑，因此留下了化学印记，这令她能够以高达大约90%的准确率识别出自己婴儿的气味。这同样适用于宝宝的哭声和身体动作。婴儿皮肤的触感、小手指和小脚趾的样子、短促的哭声和喘息声，所有这些现在都像涂鸦一般印在了她的大脑里。分娩后几小时到几天的时间内，她会突然变得极具保护本能，开始有了护幼攻击性。照顾和保护这个小生命的力量和决心完全掌控了她的大脑回路，她会感觉自己可以用身体阻挡住一辆移动中的卡车来保护这个小生命。她的大脑已经改变，随之而来的是她对现实感觉的改变，这或许是女性人生中最大的一次现实改变。

39岁的艾莉初为人母，来我诊所时已经和一位个体经营的推销员有了两年幸福的婚姻生活。结婚的第一年，她曾因流产而失去了一个孩子，不过6个月之后，她又怀孕了。女儿出生后不久，她开始对丈夫的赚钱能力和欠缺的医疗保健福利感到恐慌，时不时就会发作。事实上，他们的经济状况并没有什么改变，而且之前她也从未有过这样的顾虑。可是现在，她对丈夫没有为她和女儿提供一个更安全的家感到无比愤怒。她的需求和现实几乎是一夜之间发生了翻天覆地的变化，新的、保护性的母育大脑紧紧地关注起丈夫养家糊口的能力。

随着带有攻击性的保护本能全面开启，妈妈们开始对自己家里方方面面保持高度警惕，尤其是涉及婴儿安全的部分，譬如电源插头必须有婴儿保护罩，橱柜门得安上闩锁，要确保每个人在触碰宝宝之前彻底洗干净手。就像一部人肉全球定位系统一样，妈妈大脑中的视觉、声音和运动中心都专注于监控和跟踪着自己的宝宝。这种提高的警觉可能有各种形式，具体取决于妈妈们所看到的对她"巢穴"的安全性和稳定性的威胁所在。因此，像这样对作为安全提供者的丈夫的重新评估也就并不罕见。

母性大脑回路也会有其他方式的改变。相较于未生育的女性，妈妈们可能拥有更好的空间记忆，而且她们会更加灵活，适应能力更强，也更加勇敢，这些都是她们了解和保护自己的宝宝所需要的技能。以雌性老鼠为例，那些至少生过一窝的母鼠胆子更大，大脑恐惧中心的活跃度更小，在迷宫测试中表现更好，因为它们更加善于记忆，而且它们在捕捉猎物时的效率更是高达 5 倍。研究人员发现，这些变化会持续一生，而且在人类母亲中也可能存在这种改变。即使在养母身上也能看到这种转变，只要你与孩子有着持续的身体接触，大脑就会释放催产素，形成塑造和维持妈妈大脑所需要的那些脑回路。

爸爸大脑

准爸爸们会经历与他们怀孕的伴侣大致相似的激素和大脑变化。这或许可以解释我的患者琼的奇怪经历。当妊娠试验结果呈阳性时，她和她的丈夫杰森欣喜若狂。可是在怀孕三周后，琼开始出现剧烈的晨吐。到第三个月时，她逐渐好转了——但令杰森感到惊讶的是，他开始早上会感觉恶心，以至于他无法吃早餐，甚至无法自己起床，三周内体重掉了 5 磅，担心自己是否感染了寄生虫。但杰森实际上患的是库韦德综合征（妊娠伴随综合征），这是全球高达 65% 的准爸爸中常见的抱怨，他们会表现出与伴侣一样的某些怀孕症状。

研究人员发现，在孩子出生前几周，爸爸们体内的催乳素水平升高了 20%，那是一种促进养育和泌乳的激素。与此同时，他们的压力激素皮质醇水平翻了一番，提高了他们的敏感性和警觉性。然后，在孩子出生后的最初数周，男性体内的睾酮水平骤降三分之一，而雌激素水平则比平时更高。这些激素的变化令他们的大脑准备好与他们弱小无助的后代之间建立起情感联系。睾酮水平较低的男性实际上更能听到婴儿的哭声，虽然在这方面他们的听力表现不如妈妈，譬如当婴儿啜泣时，父亲的反应比母亲要慢，尽管当婴儿尖叫时他们的反应往往一样快。这期间男性较低的睾酮水平也会降低他们的性欲。

女性和男性体内的睾酮都会抑制母育行为。患有妊娠伴随综合征的父亲比其他父亲的催乳素水平更高，当他们与婴儿互动时，睾酮的下降幅度也更大。科学家们认为，这可能是因为孕妇产生的信息素会导致她们的伴侣发生这些神经化学变化，使他成为一个宠爱孩子的父亲，并且通过气味秘密地为他装备好妈妈大脑的一些特殊养育机制。

劫持快乐回路

与绵羊不同，大多数人类女性与她们的新生儿之间建立起亲密关系的时间要比 5 分钟长，但对于人类来说，这个窗口期结束得没有那么快。这对于像我这样有着非理想状况分娩经历的女性来说是个好消息，涉及麻醉、剖腹产或早产等。历经 36 小时的宫缩、硬膜外麻醉和吗啡注射之后，我终于迎来儿子的出生，那一刻我还有些晕乎乎的，只是有一些好奇，想要见到这个小家伙，并不像我曾经期待的那样，一见到我的宝宝立刻就会感受到的那种黏糊糊一阵阵暖暖的母爱袭来，部分原因是麻醉剂和吗啡消解了催产素的效应。只有在我从麻醉状态中渐渐清醒后，我才感到警觉和保护心。但我很快就像上瘾了一样无可救药地爱上了我的小宝宝，所有的母育神经线路和敏感性都充分激发了出来。

事实上，有很多妈妈会用"爱上了"这样的短语来形容她们对自己宝宝的感觉。而且，毫不奇怪，在对大脑进行扫描时，母爱看起来与浪漫爱情很像。研究人员将新妈妈们与大脑监控设备相连，并向她们展示自己孩子的照片，然后是她们浪漫伴侣的照片。扫描显示，大脑中相同的催产素激活区域在对两组照片做出反应时都会亮起。现在我知道为什么我对我的孩子如此热情，为什么我的丈夫有时会嫉妒了。这两种类型的爱都会使大脑中多巴胺和催产素激增而创造联结，屏蔽掉判断性思维和负面情绪，同时开启产生兴奋和依恋感觉的愉悦回路。伦敦大学学院的科学家们发现，当一个人看着自己所爱的人时，大脑中通常可以用来对他人做出负面、批判性判断的部分——例如，前扣带皮质——会关闭。催产素回路带来的温柔养育反应因为带来愉悦和奖赏的化学物质多巴胺的暴发而得到加强。妈妈大脑中的雌激素和催产素会带来多巴胺的增长，这与女性大脑中通过亲密交流和性高潮而启动的奖励回路相同。

对我来说，爱上自己的孩子很快就变成了一种永久的心理状态，而且每天都在强化。这并不是说照顾新生儿所要经受的那些考验和磨难对我毫无影响，譬如常常一整天都没有时间洗澡，而前一晚甚至整宿没睡。新妈妈们产后第一年平均要少睡 700 小时。正如我最要好的闺蜜之一珍妮刚生完孩子后说的那样："现在可算知道为什么人们会说那样的话了，你的人生会因为生一个孩子而改变，生两个孩子的话，你的人生可以说就完结了。"大多数情况下，母性的愉悦按钮会被一次又一次地按下是一件好事，与婴儿身体亲近的时间越长，那种联结也就越紧密。

这种增加的联结包括了母乳喂养产生的效果。大多数哺乳婴儿的女性会得到一项额外的好处：妈妈大脑中一些最令人愉悦的方面得到定期的刺激。在一项研究中，母鼠可以按压一根杠杆获得一滴可卡因，或者按下另一根杠杆则得到一只幼鼠吮吸它们的乳头的机会。你认为它们会更喜欢哪个？每一次选择在大脑中激涌催产素都超过了选择吸食可卡因的得分，可以想见母乳喂养是怎样的一种强化行为，能确保我们物种的生存当然是件好事。当婴儿用小手抓住妈妈的乳房吮吸着她的乳头时，会触发妈妈的大脑中催产素、多巴胺和催乳素的爆炸性喷发，乳汁随即开始奔涌而出。最开始的时候，婴儿会拉扯着你疼痛、流血的乳头，那种折磨会让你觉得熬不过去更多一天的母乳喂养。但几周后——如果你还不至于疼到想要切腹的程度——你会发现哺乳时能瞬间让尖叫着的婴儿安静下来，你自己也会平静下来。在 3 到 4 周的时间内，这种体验开始变得极度愉悦。不仅仅是因为不再疼了，你甚至开始期待哺乳，除非你严重睡眠不足，只能像梦游一样昏昏沉沉地度过一天。在最初几个月的某个时候，你可能会意识到哺乳变得很容易，而且你会真正地享受哺乳的时光，你的血压会下降，你会感到平静和放松，沉浸在催产素所激发出的对宝宝的爱潮中。

　　母爱和母乳喂养通常会取代或者干扰新妈妈们对自己伴侣的情欲。丽莎在她第二个孩子出生一年后来到了我的诊所。她淡然地跟我说："做爱不再是我待办事项中前十位之选了，我宁愿补会儿觉，或者去忙我永远都干不完的家务活儿。但我的丈夫因为我不再以性事为重而变得非常烦躁，甚至会生气。"当我问丽莎她生活中的其他事情进展如何时，她描述了她与宝宝们身体亲密接触，肌肤相亲时给她带来的那种美妙感觉。当她告诉我她是多么热爱，并感觉自己与宝宝们"相爱"时，我真切地看到她热泪盈眶。她一岁大的孩子每天仍然吃两到三次母乳，她说她从来没有想过能与另一个人之间建立起如此完整、无私的联结。"我爱我的丈夫，"丽莎肯定地对我说，"但现在很多事情比起照顾他的性需求要更重要。有时我真希望他能让我一个人待会儿。"

　　丽莎的经历并不罕见，而且是基于她母育大脑中那些预先设置好了的反应之上的。像所有与婴儿有着肌肤之亲的哺乳女性一样，丽莎的大脑浸泡在催产素和多巴胺中，这让她感觉到被爱和深深的联结，身体和情感上都感到满足，难怪她不再有性接触的需求。许多通常从性交中获得的积极感受已经在满足她年幼孩子的基本身体需求时被唤醒，而且每天数次。

母乳喂养和糊涂脑

　　然而，每一项收益都是有代价的，母乳喂养的一个缺点是可能造成精神无法集中。虽然产后大脑稀里糊涂的状态相当常见，但母乳喂养可能导致这种温和、轻度的注意力不集中的状态增强和延长。32 岁的凯西来看我时对自己的记忆状况感到害怕。她越来越心不在焉，甚至"忘记"去学校接她 7 岁的儿子。当时她还在用母乳喂养她 8 个月大的女儿，也留意到自己一天天地越来越"粗心大意"。她告诉我："真正让我担心的是，我会走进一个房间去拿东西，然后就会忘了我要拿什么，这种情况不是一天一次，而是一天多达 20 次。"凯西特别担心的是，她的母亲患有阿尔茨海默病，她认为这些可能是这个疾病的早期症状。在我们交谈的过程中，凯西记起她在第一个孩子出生后也很健忘，而在她给儿子断奶后不久，那种混乱的状态就过去了。

在最初的 6 个月里，大脑中负责集中注意力的部分都专注于保护和追踪新生儿。要知道，除了睡眠不足之外，女性大脑的大小要等到产后 6 个月才能恢复正常。在那之前，正如凯西发现的那样，精神模糊可能达到令人震惊的程度。我认识的一位杰出的科学家在生完孩子 10 天后惊讶地发现，自己无法组织起最基本的单词和短语来进行一场"智能对话"。但几个月后当她停止母乳喂养，她变得像从前一样敏锐。

对于大多数女性来说，变得笨拙一点不过是换取哺育带来的好处付出的一个小小的代价而已，而且宝宝也能分享到回报。事实上，它们是母乳喂养的神经作用中的重要伙伴。母乳喂养，以及亲子间肌肤相亲所释放的激素，会刺激母育大脑中的神经链接建立起新的联结。婴儿吸吮的时间越长，越频繁，就越能触发妈妈大脑中的催乳素——催产素反应。要不了多久，妈妈们在看到、听到、触摸到自己的宝宝，或者仅仅只是闪过要给宝宝哺乳的念头时，可能就会觉着自己的乳房有刺痛感，并且开始漏奶。宝宝获得的直接回报是食物和舒适感。催产素会扩张母亲胸部的血管，令她正在哺乳的孩子感觉温暖，宝宝从母乳中也会摄入大量令他感觉良好的化合物。哺乳中，母乳会伸展婴儿的胃，在婴儿的大脑中也会释放催产素。这会让宝宝安静下来，不仅仅是因为进食，也是因为那些令人放松的激素潮涌的关系。

许多妈妈在与宝宝分开时会出现"戒断"症状，感到恐惧、焦虑，甚至一阵阵的惊慌。现在人们认识到这不仅仅是一种心理状态，也是一种神经化学状态。我记得当我儿子 5 个月大的时候，我需要带上吸奶器回去上班的情形。事实证明，妈妈大脑就像一台精细调制的仪器，与孩子分开，尤其是与哺乳期宝宝分开，会令妈妈们情绪不安，这或许是因为大脑中调节压力的催产素水平降低了的原因。那阵子我总是疲惫不堪，但我还以为那是在医院做着一份全职工作，同时还要努力处理家事带来的压力。

自己哺乳的妈妈在给宝宝断奶时，也会出现戒断症状。由于断奶通常与回到压力大的工作场所同时发生，妈妈们可能会转入不安、焦虑的状态中。你能想象大多数母乳喂养的妈妈们在工作 8 小时或更长时间后的感受吗？在家里，每隔几个小时给孩子喂奶时就会有催产素激涌在她们的大脑中；而在单位，这种惯常的供应被切断了，因为催产素在血液和大脑中只会持续一到三个小时。我还记得那阵子大多数日子里，一到下午 3 点钟就想要回家看孩子的那种强烈渴望。许多妈妈都发现，她们可以通过在工作中尽量长时间地吸乳来缓解这些症状。然后她们可以逐渐减少哺乳次数，改到晚上和周末继续哺乳来维持母乳供应。这令她们仍然可以获得令人愉悦的催产素和多巴胺激励，同时又保持了与自己宝宝的联系。

好的妈妈大脑会传承到下一代

为人母的体验中，相较于温暖养育孩子的负面也是常见的。在我的工作实践中，听到对妈妈的抱怨并不罕见。说到这个，我的一个 32 岁，刚刚怀孕的患者维罗妮卡立刻浮现在我脑海里。当她向我诉说时，我明显感觉到她对母亲的强烈愤怒，与小时候忙碌的妈妈对她漫不经心的养育方式直接相关。她的妈妈经常要出差，每次都把维罗妮卡留下跟保姆待上一周，而且每当维罗妮卡不高兴时，妈妈似乎不愿与她有情感上的交流，不会提供给她温暖的支持。她会说她工作太忙了，叫维罗妮卡去另一个房间里玩。现在，维罗妮卡怀上了她的第一个孩子，考虑到她在杂志社担任艺术总监的那份忙碌、高压的工作，她害怕成为自己妈妈那种类型的母亲，无法与自己的孩子共度时光。作为新一代职业女性，她应该为此担心吗？也许是的。

研究人员发现，无论出于什么原因，有太多的孩子、经济压力大，或者因为职业原因没有足够的育儿时间，那些不能成为足够好的养育者，与自己的宝宝联系薄弱的妈妈们，会给孩子的信任和安全回路带来负面影响。除此以外，女性会"继承"母亲的母性行为，无论好坏，然后将其传递给她们的女儿和孙女。虽然行为本身不能通过遗传传递，但新的研究表明，哺乳动物的养育能力是向后代传递的，科学家们现在称之为非基因组或"外遗传"的——意味着是在基因之外的——传承类型。加拿大心理学家迈克尔·米尼（Michael Meaney）发现，由细心的母亲所生但由不专心的母亲抚养的雌性老鼠的行为，并不像它的遗传学意义上的母亲，而是像抚养它的母亲。幼鼠的大脑实际上会根据它们接受到的养育量而变化。雌性幼鼠在使用雌激素和催产素的大脑回路中表现出最大的变化，如在海马体和杏仁核中。这些变化直接影响着雌性大鼠培育下一代幼鼠的能力。妈妈大脑是通过构建而不是模仿形成的。除非环境中的大部分的有益变化在青春期之前发生，这种不专心的母育行为可能传承三代。

这一发现有着深远的意义，哪怕其中只有一部分对人类来说是真的，你对女儿的关爱有多好也就决定了她对你孙辈的关爱程度。对于我们中的许多人来说，一想到会像我们的妈妈那样可能是非常令人担忧的，但研究人员已经在人类身上发现了母女联结程度与下一代的关爱品质和母婴联结强度之间的对应关系。科学家们还推测，工作场所和家庭之间的不同需求所产生的高度压力会降低母亲为孩子提供养育关爱的质量，更不用说数量了。当然，这种行为不仅会给孩子带来影响，甚至还会影响到孙辈。

科学家们还表明，来自于任何充满爱心、信任的成年人的高水平养育，可能会使婴儿变得更聪明、更健康，也能更好地应对压力。这些品质将贯穿他们的一生，并且带给他们自己的孩子。相比之下，获得母育关爱较少的儿童最终更容易在成年后感到压力大、反应过度、注意力不集中、病态和恐惧。关于高水平养育的人类母亲与低水平养育的人类母亲对大脑影响的比较研究寥若晨星，但一项研究表明，童年时期母亲照顾不足的大学年龄段成人在正电子发射断层成像（PET）扫描中表现出对压力过度活跃的大脑反应。研究人员发现，这些成年人向血液中释放的压力激素皮质醇，比那些在童年时期接受过高水平母育关爱的同龄人更多。那些接受过低水平母育关爱的人表现出更多的焦虑，而且他们的大脑表现出更加警觉和恐惧。这可能就是为什么维罗妮卡在工作中和面临人际关系挑战时总是更容易感到压力，以及她会恐惧即将为人母的原因。

我常常听到我的患者生动地讲述着她们奶奶的故事，当她们的妈妈被生活压垮，忙碌，或者陷入抑郁中时，是奶奶来到身旁给了她们支撑。虽然维罗妮卡跟外婆之间在情感上像跟妈妈一样疏远，奶奶却令她感觉自己备受关注。维罗妮卡跟我说起奶奶会放下正在准备中的晚宴，跟她一起涂色或者玩洋娃娃的游戏时哭了起来。奶奶会做好蓝莓薄饼，淋上热的糖浆，还会帮维罗妮卡铺好床，打扫房间。当维罗妮卡需要参加聚会的新衣服时，奶奶还会带她去购物，常常会让她买下自己喜欢但妈妈不会允许她买的连衣裙。

如果这种情况经常发生，那么来自任何一个作为替代母亲的非生母的这种特殊养育可以超越生母因压力过大而造成的养育缺乏。这足以打破不专心母育的循环，令这个女孩日后能为自己的孩子提供更加专心的养育。维罗妮卡的奶奶可能就是创造这种代际变化的关键。多年后，当维罗妮卡带着她刚出生的宝贝女儿来看我时，我能明显地看到她与女儿之间那种深厚的感情联结，她向女儿传递的并非自己妈妈的那种负面样板，而是来自于奶奶的那种能诱发信任、充满滋养的母亲形象。

注意力功能失调

妮可是一位拥有加州大学伯克利分校工商管理硕士学位的妈妈，她来看我时也有类似的担忧。她对自己的宝宝非常依恋，在重返工作岗位时情绪崩溃了。她的工作福利非常好，薪水高，晋升机会也多。她和她的丈夫开销太大了，因而需要两份收入。她不得不回去工作，尽管她很难想象将女儿交到一个陌生人手中，很不高兴的她还是那样做了。

某种程度上，大多数母亲都被撕扯拉锯在孩子带来的快乐、责任和压力，以及自己对经济或情感资源的需求之间。我们知道，女性大脑对这种冲突的反应是压力增加、焦虑增加，以及母亲从事工作和育儿所需脑力的下降。这种情形每天让孩子和母亲都处在深度危机之中。妮可在儿子刚满 3 岁时又回来看我了。她说："我不能再这样生活下去了。"她告诉我，她的儿子会在杂货店里耍性子，气到她脊梁骨发冷，感觉时间停滞，而她只有两个小时的时间来想清楚怎么对付他，在艰难地走出家门去上班之前还要整理好买来的东西。当儿子生病而丈夫又不在家的时候，她发现自己会在半夜里祈祷儿子能在天亮前退烧，这样他就可以去幼儿园，而她也能参加早餐工作会了。那个冬天她因儿子生病缺勤了很多次，老板的耐心快消耗殆尽了。赶上幼儿园没完没了地只上半天课的时候，她只好求儿子同班同学里那些不上班的妈妈们帮忙照顾他，等着她下班去接他。她不能确定她或者她的儿子能否再继续这样下去了，但她又辞不起工作。

那么上班族的妈妈们就该遭这罪吗？嗯，也许是的，也许不是。事实上，这些现代问题的一种解决方案可能来自于我们的灵长类动物祖先。作为一项规则，包括人类在内的灵长类动物在母育方面的投入是相当实用的。例如，在野外生活的灵长类动物很少成为全职母亲。许多母猴在照顾婴儿与觅食、喂养活动和休息等基本"工作"之间取得平衡。当有需要时，它们也会参与到被称为异养育儿的照顾非亲生后代的活动中。实际上，在食物充足的时候，母猴们很容易收养和照顾寄养的小猴，即使它们来自于其他猴群或物种。许多哺乳动物都具有这种与非亲生后代建立联结、养育和照顾它们的能力。一项关于菲律宾吕宋岛的阿格塔矮小黑人族（Agta Negrito）女性狩猎行为的有趣研究，突显出女性亲属社交网络的功能。很大程度上，女性狩猎被认为在生物学上是不切实际的，因为狩猎被认为与照顾婴儿的义务不相容。具体来说，狩猎时的突袭行为被认为会损害女性哺育、照顾和抚养孩子的能力。然而，针对确实存在女性狩猎行为的文化研究，提出了证明这一实用规则的例外情况。阿格塔妇女积极参与狩猎正是因为其他人可以承担起育儿责任。观察狩猎中的女性，她们要么将哺乳期的孩子带在身边，要么把孩子交给自己的母亲或者最年长的姐姐照顾。

母育在人类社会中并不一定是设计出来的某项专门的职业，也不必局限于居于都市环境中的生身母亲。从孩子的角度来看，养育就是养育，无关那个充满爱心、能诱发安全感的照顾者是谁。妮可得以协商出一个更加灵活的工作时间表，这样她的儿子可以和住在隔壁的小伙伴一起去念半天的幼儿园，而两家母亲相互关照着。

理想的妈妈大脑环境

对任何动物来说，良好母育极为重要的一个环境因素是可预测性。这无关有多少资源可用，而是关乎如何定期获取资源。在一项研究中，母恒河猴和它们的幼崽一起被安置在三种不同的环境中：一种每天食物充足；一种每天食物稀少；第三种有些日子食物充足，而另一些日子食物稀缺。在这些环境中，母猴对幼猴的养育行为量都会在视频中记录下来。处于最佳环境中、食物充足的幼猴，从母猴那得到了最多的养育反应；处于食物稀缺但稳定供应环境中的幼猴得到的养育反应几乎一样多。而那些处于不可预测的环境中的幼猴不仅得到最少量的养育，还遭受到母猴的辱骂和暴力攻击。相较于其他环境中的同龄猴子，处于不可预测环境中的母猴和幼猴的压力激素水平更高，催产素水平则更低。

在不可预知的人类环境中，妈妈们会变得恐惧而胆怯，宝宝们则会表现出抑郁的征兆。孩子们会黏在妈妈身边，对探索和与其他小伙伴玩耍的兴趣要小很多，而这些特质会一直持续到青春期和成年期。这项研究支持了妈妈们在可预测的环境中能做到最好的常识概念。灵长类动物学家莎拉·赫迪（Sarah Hrdy）认为，在人类进化的场景中，妈妈们一直依赖于他人的异母养育行为，因而进化成了合作养育者。因此，无论妈妈们做什么，以及家庭内外其他人做什么来帮助她确保经济、情感和社交资源的可预测性和可用性，最终都可能确保她的孩子未来的幸福。

为了两个人生活

我还记得，当我生完孩子后发现自己独立和自给自足的生活方式不再奏效时有多么震惊。我一直以为自己能井井有条，并独自完成大部分的育儿工作，结果是大错特错。因为妈妈的大脑实际上已经扩展了对自我的定义，将自己的孩子包括了进来，孩子的需求会成为妈妈的生理需求，在她的大脑中或许比自己的需求更加不可抗拒。我无法再有序地安排自己的生活，也不知道除了丈夫的帮助外，还需要从别人那儿得到多少帮助。每个新妈妈都需要理解自己大脑中将会发生的那些生物学变化，然后提前为怀孕和育儿动态做出规划。这种生活挑战会刺激你的大脑回路以与众不同的方式生长。为工作，以及需要充满爱心、诱发安全感的育儿创建出一个可预测的环境将是至关重要的。母亲的情感和心理发展在很大程度上取决于她为人母所处的环境。知晓自己将会需要额外的支持，自己的孩子将会需要一些好的替代母亲，这将是为人母成功的关键。如果我们能为妈妈大脑提供一个可靠、安全的环境，就可以阻止造成压力大的母亲和缺乏安全感、压力大的孩子的多米诺骨牌效应。

妈妈大脑中发生的变化是女性一生中最深刻久远的。只要她的孩子还住在家里，她大脑回路中的定位系统就会专注于追踪那个心爱的孩子。即使在孩子长大成人离家之后很久，那台跟踪设备仍将继续工作。她们的大脑告诉她们孩子是自己现实的延伸，也许这就是为什么有那么多的妈妈在失去与孩子的日常联系时会感到强烈的悲伤和恐慌。

发展心理学家们认为，女性大脑通过读取面容、释解语调和记录情绪细微差别来与人联结的极强能力是从石器时代进化选择的特质。这些特质令女性大脑能从没有言语表达的婴儿那里提取线索，预判他们的需求。女性大脑会将这种非凡的能力运用到她所有的人际关系中。如果她已婚，或者与某个男性大脑合作，双方将处于两种不同的情感现实中。双方对男性和女性大脑情感现实差异的了解越多，就越有希望将伙伴关系转变为令人满意和相互支持的关系和家庭，而那正是妈妈大脑所需的最佳状态。

第六章　情绪：感觉的大脑

女性比男性在情绪上更加敏感的文化刻板印象是否有一定道理？ 或者说，男人是不会察知到情绪的，除非冲他劈头盖脸而来？我的丈夫说这本书并不需要单独一章讲情绪，而我知道如果不单拿出一章来将情绪说透便无法成书。对于我们不同思维方式的解释，还得看两性大脑在生物学上的区别。

我的患者莎拉很肯定她的丈夫尼克正在和另一个女人约会。几天来，她默默地思忖着这个想法。一开始，她还不确定自己的怀疑。后来，随着对他可能搞外遇而积压的愤怒在脑海中激荡，她的内心被遭背叛的直觉所占据。她失去了笑容，在家里闷闷不乐地踱步思量，他怎么能对她和他们的宝贝女儿做出这样的事情？她不明白为什么丈夫从不尝试逗她开心，难道他看不出她有多惨吗？

尼克在她心目中一直是超群不凡的形象，他是那么有才华，又聪明，莎拉感觉自己非常幸运能成为他的妻子。当他闪耀着才华横溢的光芒对她倾诉着内心深处的想法时，她感觉自己正诱导出他伟大的思想，每一刻她都活在他的光芒里。然而每当涉及情感互动时，情况就不同了，他有些难以企及。于是那天晚上，当她吃着晚饭泪流满面时，尼克惊呆了。莎拉却想不通他为什么如此大惊小怪，她已经好几天冷脸对他了。她激动地回忆起那些闪耀着光芒的片段，告诉他那种感觉有多美妙，知道他真的爱她，关心她。她的怀疑错了吗？难道她不再能取悦他了？他怎么会对她的情绪状态如此漠不关心？

想象我们有一台核磁共振成像扫描仪，这可能就是莎拉在处理与尼克的谈话时大脑和身体内部的样子：当她问他是否在和别人约会时，她的视觉系统开始聚精会神地扫描尼克的脸，找寻他对她的提问做出情绪反应的迹象。他的脸是紧绷的还是放松的？有没有咬紧嘴角，或是平静如常？无论他脸上出现什么样的表情，她的双眼和面部肌肉都会自动模仿。她呼吸的频率和深度开始与他的相匹配。她的姿势和肌肉紧张度与他的一致。她的身体和大脑接收着他的情绪信号。这些信息会通过她的大脑回路发送到她的情绪记忆库以寻找匹配项。这一过程被称为"镜像"，并不是所有人都能做到完全一致。虽然针对这一课题的大部分研究都是在灵长类动物身上完成的，但科学家们推测，人类女性大脑中的镜像神经元可能比男性大脑中的多。

莎拉的大脑会开始刺激自己的回路，就好像她丈夫的躯体感觉和情绪是她的一样。通过这种方式，她可以识别和预测他的感受，通常是在他自己意识到之前。匹配呼吸，匹配姿势，她正变成一台人类情绪探测器。她在自己的肠道里感受到他的紧张，他的下巴紧紧拉扯着她的脖颈。她的大脑记录下那些相匹配的情绪：焦虑、恐惧和克制住的惊慌。当他开始说话时，她的大脑仔细搜索着，审视他说的话是否与他的语气相称。如果语气和意思不匹配，她的大脑就会疯狂地激活。她的皮层，即进行分析性思维的区域，会试图理解这种不匹配。她从他的语气中探测出一丝微妙的不一致，他用无辜和忠诚所做的抗辩有一点点过分了。他的眼睛有些过于飘忽，让她不敢相信他说的话。他话里的意思，他的语气，和他的眼神都不匹配。她知道他在撒谎。她现在正动用大脑中所有的情绪网络，以及认知回路和情绪抑制回路来避免哭泣。然而还是溃堤了，泪水顺着她的脸颊滑落。尼克的表情看起来很困惑，他没有留意到莎拉细微的情绪变化，否则他会知道她要失控了。

　　莎拉是对的。当尼克参加夫妻咨询来见我时，他透露自己已经和一位女同事在一起很长一段时间了。虽然这段关系还没有实质性的突破，但他在调情中已经有些越界了，而且在情感上已经卷入其中。莎拉真切地知道这一点，她身体内的每一个细胞都知道，但严格意义上说他还没有做出不忠的行为，尼克认为他是清白的。当他意识到莎拉已经准确识别出他的感受和想法时，他又一次觉得自己娶了一个"通灵"的老婆，而她不过是做了女性大脑擅长的事情罢了：读取面容，释解语调，以及评估情绪上的细微差别。

　　像 F-15 战机一样灵活机智，莎拉的女性大脑就是一台高性能的情绪机器，时时刻刻都准备好追踪他人内心深处的那些非语言信号。相较之下，根据科学家们的说法，尼克和大多数男性一样，并不擅长解读面部表情和情绪的细微差别，尤其是绝望和痛苦的迹象。只有当男人真正看到眼泪时，他们才会发自内心地意识到有什么地方不对劲。也许这就是为什么女性爱哭的比例是男性的 4 倍的原因，展现出男性无法忽视，不会被误读的悲伤和痛苦的明显迹象。像尼克和莎拉这样的夫妇总是来找我咨询。女方会抱怨男方缺乏情感敏感度，因为她对情绪非常敏感；男方则会抱怨女方似乎意识不到他对她的爱。这些就是工作中的男性大脑和女性大脑不同的现实感。

直觉的生物学基础

女性对周围人的事情都了如指掌，她们凭本能就能感受到十几岁孩子的痛苦、丈夫对自己职业生涯摇摆不定的想法、朋友实现某个目标的快乐，或是配偶的不忠。

直觉并非无来由的情绪状态，而是会向大脑中某些区域传达意义的实际身体感觉。这种增强的直觉的某些部分可能与女性大脑中用于追踪身体感觉的细胞数量有关，这些细胞在青春期之后会增加。雌激素的增加意味着女孩比男孩在肠道感觉和身体疼痛感觉方面能力更强。一些科学家推测，女性这种更为强大的身体感觉也提升了大脑追踪和感受痛苦情绪的能力，因为这些情绪会记录在身体中。一些脑部扫描研究表明，女性大脑中追踪肠道感觉的区域更大，也更加敏感。因此，女性肠道感觉与直觉预感之间的关系是有生物学基础的。

当胃里像有蛾子在扑腾或是肠道里一阵阵紧缩这样的情绪数据被女性接收到，这就像莎拉终于质问尼克是否在跟别人约会时那样，她的身体会向脑岛和前扣带皮质发回信息。脑岛是大脑中原始的一个区域，肠道感觉在那里被首先处理。女性的前扣带皮质更大，也更容易被激活，是预测、判断、控制以及整合负面情绪的关键区域。当女性的脉搏率骤升，她的胃里就会打上一个结，而大脑便将其释解为一种强烈的情绪。

能够猜出另一个人的想法或感受，本质上就是读心术。总体而言，女性大脑擅长根据一些最细微的线索快速评估他人的想法、信念和意图。我的患者简一天早上吃早餐时抬头看到她的律师丈夫埃文在笑。他拿着报纸，目光却比报纸要高，眼神来回扫视，但就没有看她。那之前简看到过她的律师丈夫这种行为很多次了，于是她问："你在想什么呢？现在你和谁在法庭上对打？"埃文回答说："我什么都没想。"但事实上，他当时正无意识地排练着与可能在当天稍晚会遇到的律师进行的对辩，排练中他的辩论很精彩，正期待着在法庭上扫平他的对手。而简在他做到之前就知道这一切了。

简的观察是如此细微，以至于在埃文看来，她似乎在读取他的心思，这常常会令他感到不安。简看着埃文的眼睛和面部表情就准确地推断出了他脑中所想。后来有一次，他似乎只是表现出了一丝犹豫，说话前稍微停顿了一下，嘴巴紧绷着，用低沉而平淡的语气说起要去趟办公室，她感觉出他职业生涯的一个重大转变即将到来。她说起了这事儿，但埃文说他根本就没有考虑过那样的事情。几天后，他宣布了他想要离开律所，去当法官。简的观察都是无意识中进行的，所以这些想法只能说是直觉。

男性似乎并不具备同样从面容和语调中读取情绪细微差别的与生俱来的能力，这种差异在简和埃文相遇的最初几周中得到了充分体现。她告诉我说他追她追得太紧了，但他意识不到她的不安。埃文的一位女性朋友看了一眼简,立即捕捉到了她的不安,并且警告了埃文让他往后撤一点。他就是不听,接下来的后果几乎是灾难性的。

就在那一瞬间,埃文的女性朋友与简在情绪上达成了一致,女性似乎很自然就能做到这一点,并且这种能力已经被发现对成功的心理治疗至关重要。加利福尼亚州立大学萨克拉门托分校的一项关于心理治疗师成功治疗患者的研究表明,获得最佳结果的治疗师在治疗中有意义的节点与他们的患者在情绪上的一致性最高。随着治疗师通过建立起良好和谐的关系而舒适地融入了患者内心世界的氛围中,这些镜像行为便会同时出现。所有表现出这些反应的治疗师恰巧都是女性。女孩要比男孩早上几年发展出判断如何能避免伤害别人的感情,或者判断故事中人物可能的感受的能力。这种能力可能是镜像神经元工作的结果,让女孩们不仅能观察,还能模仿或镜像他人的手势、体态、呼吸频率、目光和面部表情,并以此凭直觉了解他人的感受。

谜底揭晓,这就是直觉的秘密,也是女人读心能力的根本所在,而且这一点也不神秘。事实上,大脑成像研究表明,仅仅只需观察,或者想象处于特定情绪状态的另一个人,就可以自动激活观察者类似的大脑模式,而女性尤其擅长这种情绪镜像。通过这种粗略的估算,简推断出了埃文的感受,因为她可以通过自己的身体感觉感受到。

女性有时候会被他人的感受压垮。例如,我的一位患者洛克茜每次看到自己喜欢的人受伤时都会倒吸一口凉气，仿佛她正感受着他们的痛苦一样，即使他们只是不小心踢到脚趾这样的轻伤。她的镜像神经元反应过度，但这不过是女性大脑从童年开始就自然会去做的一件事情，体验他人痛苦的一种极端形式，这种体验在成年后甚至会更常发生。在伦敦大学学院的神经病学研究所，研究人员将女性置于核磁共振成像仪器中，同时对她们的手施以短暂的电击，有些是弱电流刺激，有些是强电流刺激。接下来，这些女性受试的情侣的手也被连上电极接受同样的处理。女性受试会被示意她们爱侣的手受到的电击是弱还是强，但她们看不到爱人的脸或身体。即便如此，当她们得知自己的伴侣受到强烈电击时，她们自己被电击时激活的大脑疼痛区域也会亮起。女人们感受到了伴侣的痛苦，比设身处地从他们的立场看问题更甚，她们仿佛走进了他们的大脑一样感同身受。而研究人员一直无法从男性大脑中引发类似的反应。

许多进化心理学家推测，这种感受他人痛苦和快速读取情绪细微差别的能力给石器时代的女性预警，察知潜在的危险性或攻击性行为，从而避免对自己造成的后果并保护好自己的孩子。这种才能也使女性能够预测无语言能力的婴儿的身体需求。

这种对情绪的敏感既有利也有弊。简，平时是一个大喇喇而且有勇气的人，却告诉我她在看完一部激烈的动作片后几个小时都无法入睡。一项关于恐怖电影观后效应的研究表明，女性比男性在观影后更容易失眠。研究表明，从童年开始，女性更容易受到惊吓，通过皮肤导电率测量出的恐惧反应更大。埃文不得不改变自己的观影习惯，如果他想要简和他一起看电影的话。当他提议一起看《教父》，他决定选白天的某个时间。

理解男性大脑

在男性大脑中，大多数时候情绪所引发的更多是理性的思考，较少是直觉。男性大脑典型反应是不惜一切代价避免产生情绪。为了引起男性大脑对情绪的关注，女性需要像潜水艇司令那样冲着他们大声喊叫，"举起你的潜望镜！前方高能，情绪要来了。全员到甲板上集合！"

他俩初相识时，简费了大劲才让埃文明白他行动过快了的意思。简向我解释说，她之前在处朋友时受过伤，当她开始和埃文约会时，她是极度畏缩的。他没有注意到她发出的信号，她可真真切切地害怕做出承诺。第三次约会的时候，他告诉她，他觉得他们就是天作之合。认识第二周，他就希望他们搬到一起住，共谋未来。就在那一周，简首次来接受我的咨询时，她看起来就像一头被车头灯照着的鹿一样害怕。然后，在第三周他们一起吃披萨时，埃文告诉她，他想要结婚成家，而且确信她就是他想要共度此生的人。简吓得脸都青了，立马逃进了洗手间。直到她表现出这些明显的痛苦迹象，埃文才意识到他逼得太紧了，之前那个女性朋友的警告，他一点都没听进去，这下好，捅了个大娄子。

突然泪流满面通常会引起男性大脑的注意，但眼泪对于男人来说几乎总是让他们陷入完全惊讶和极度不适中。女性因为具备读取面部表情的专业能力，会识别出噘嘴、眼睛周围肌肉的挤压和嘴角的抽动这些哭泣的前奏动作。男性看不到这种情绪的堆积，所以他们的反应通常是"你怎么哭起来了？没有什么事儿的呀，你这么难受纯属浪费时间"。研究人员得出的结论是，这种典型情境意味着男性大脑必须经历更长的过程才能读懂情绪的意思。大多数男性根本就不想花时间搞清楚情绪背后的含义，往往会失去耐心，因为那对他们来说需要更长的时间。剑桥大学的西蒙·巴伦-科恩（Simon Baron-Cohen）认为，这正是发生在具有极端男性大脑的男性身上的情况，也是阿斯佩格综合征的典型特征。这些男性会变得无法注视别人的脸，更不用说读取面容信息了。来自他人面部的情绪信息输入他们的大脑中时，会被记录为无法承受的苦痛。

女人的眼泪可能会引起男人头痛。男性大脑在面对痛苦时会表现为无助，这样的时刻对他们来说是极其难以忍受的。简第一次在平日里深情款款的埃文面前哭泣时，埃文惊呆了，他只是给了她一个敷衍的拥抱，在她后背上拍了几下，接着说了句"好了，哭够了"。这种看似拒绝的行为成为他们关系中争执的焦点。两人于是来找我进行紧急情侣治疗。埃文需要与简沟通的是，看着她哭泣几乎令他无法承受，因为当他看到她痛苦自己又没法做什么时，他会感觉无能为力。慢慢地，他们开始达成妥协，让简可以得到她所需要的安慰，而埃文也能减轻他所经历的痛苦。当简难受时，埃文会坐在沙发上，腿上放着一盒面巾纸，用一只手臂环抱着她，另一只手则可以拿上一本杂志或者书，这样可以从他自己的不适感中分心出来。几年后，埃文已经能识别出简在什么时候需要好好哭一场，马上就会抱着她、照顾她，直到她哭完。

女性大脑

当他的回应并非她所需时

女性固有的观念是，在她们经历情绪困扰的时候得有人"陪在身边"给予支持，这就是为什么她们经常对丈夫无法坐在悲伤或绝望的她们身边而感到困惑的原因。一项研究表明，出生后不到24 小时的女孩与男孩相较，对其他婴儿的哭声，以及对人脸的反应要多。哪怕是一岁大的小女孩对他人的痛苦也更为敏感，尤其是那些看起来悲伤或者受伤的人。男性只有 40% 的时间能察觉出某张女性面孔上微妙的悲伤迹象，而女性则有 90% 的时间能察觉到这些迹象。并且，虽然男性和女性在身体上与某个快乐的人接近时都会感到自在，但只有女性报告说，她们在与悲伤的人接近时也会同样自在。

想想当你受伤或难过时会陪在你身边的那些女性朋友们吧。她们会问你什么时候受的伤，医生说了什么，你睡觉或者吃饭是否正常，然后问："你需要我过来吗？"对她们来说，细节是重要的。我记得几年前我脚踝受伤时，我的女性朋友们会过来看我，还会带上一些她们知道我会喜欢的小礼物，她们会尽可能不让我患上幽闭恐惧症，她们知道怎么帮我。相比之下，我的男性朋友们则会在挂断电话或是走出门前草草地说上一句"希望你早日康复"。或许并不是他们故意地麻木不仁，更多的原因可能在于远古时期两性大脑回路的不同。男性在自己正经历情绪上的艰难时期时会习惯于避免与他人接触，他们会独自处理自己的麻烦事，并且以为女性也会想要那样。于是他们放下了潜望镜，情绪的潜水艇将会下潜 20 英寻①自我疗愈。

男性在其他情感交流中也会出现同样明显的不敏感情形。简和埃文搬到一起住了，在过了几个月没有压力的日子后，简也意识到自己想要和埃文一起度过余生了，她决定让他知道这点。她花了两个月的时间不断给他暗示，聊着关于孩子、关于一起买房子、关于最终他们会定居在哪个城市这样的话题，埃文却没有一丝反应。简在我们下一次的治疗中向我报告说，惊慌失措中，她选择了直接明说。一天下午她对他说："我准备好结婚了。"埃文回了句"好的，很高兴知道这一点"，然后他就去看篮球季后赛了。简开始慌了。难道他改变主意了吗？他不再爱她了吗？她在屋子里追着他三个小时，冲他强力说教着。出于极度的沮丧和屈辱，她泪流满面，问他是否想离开她。"啊？"埃文惊呼道，"你是怎么得出这样的结论的？这是你第一次向我表明你已经准备好了。我本来打算去买戒指，并且筹划一个浪漫的晚餐，但我看得出你连这个也不让我做了。那么好吧，你愿意嫁给我吗？"简无法理解他怎么就错过了她已经准备好了的那些迹象，而埃文也无法理解她为什么对他没有立即给出答案那么生气。

还记得那个直到她从哑剧演员那儿得到一个表情回应才会停下来的小女孩吗？如果她没有得到预期的回应，就会坚持下去，直到她开始得出结论是自己做错了什么，或者那个人不再喜欢她或者不

---

① 编者注：海洋测量的深度单位，1 英寻等于 1.829 米。

　　　　　　　　　　　　　　　　　　　　女性大脑

再爱她了。简的心理活动也是类似的情形。当埃文没有立即向她求婚，也没有回应她的直接探寻时，她断定他不再爱她了。而实际上，埃文不过想争取时间把事情做好。

情绪记忆

如果我们跟随埃文和简回溯他们过去这些年的岁月，看看他们对最初相识的日子的记忆，会是件很有趣的事情。很有可能，他的版本，当然并非出自他自己的错误，将是一部电影预告片；而她的版本则会是一整部电影。于是她会把这当作他对她的爱在衰减的征兆，当她向他表达出这种反应时，他根本不知道她说的是什么意思。要了解他们之间的差异，我们必须看看情绪是如何作为记忆存储到女性大脑中的。

想象一下我们手里有一张能显示出两性大脑中负责情绪的区域的地图。在男性大脑中，区域之间连接的路线看起来就像是乡村道路；而在女性大脑中，则会是高速公路。根据密歇根大学研究人员的说法，女性会使用双侧大脑来应对情绪性体验，而男性只会使用到单侧大脑。他们发现女性情绪中心之间的联系也表现得更加活跃和广泛。在斯坦福大学的另一项研究中，志愿者在观看情绪性图像的同时也接受大脑扫描，女性受试者有 9 个不同的大脑区域会发光，而男性只有 2 个区域。研究还表明，与男性相比，女性通常会更生动地记住诸如第一次约会、共度的假期和激烈的争吵这样的情绪性事件，并且记住它们的时间也更长。譬如在回忆起周年纪念日时，女性会记住他说了什么，他们当时吃的什么食物，外面天气是不是有些冷，或者有没有下雨；男性则可能早忘了所有的那些，除了她当天看起来是不是够性感。

两性的情绪"看门人"都是杏仁核，如其名，这是一个位于大脑深处的杏仁状结构，它就像是大脑的国土安全预警和协调系统，负责启动身体的其他系统——如肠道、皮肤、心脏、肌肉、眼睛、面部、耳朵和肾上腺——注意寻找传入的情绪性刺激。情绪从杏仁核到身体的第一个中继站是下丘脑。如同国防部参谋长联席会议一样，它负责协调启动那些会提高血压、心率和呼吸频率的系统，并在接收到身体的报告后刺激战斗或逃跑反应。杏仁核还会提醒大脑皮层，即大脑的智能分支，将情绪状况放大，对其进行分析，并确定它应该得到多大的关注。如果它感觉到足够的情绪强度，大脑皮层就会提示杏仁核，提醒有意识的大脑引起注意，这正是我们被有意识的情绪性感觉所淹没的时刻。在那之前，所有这些大脑处理都在幕后进行。随后大脑的决策中心，或者说执行分支——前额叶皮质——可以决定如何做出反应。

女性对情绪细节的记忆更好的部分原因是女性的杏仁核更容易被情绪的细微差别激活。杏仁核对诸如事故或威胁之类的压力情境，或者诸如浪漫晚餐之类的愉快事件的反应越强，就会有越多的细节被海马体标记到有关该经历的记忆存储中。科学家们认为，由于女性的海马体相对较大，她们对愉快和不愉快的情感体验的细节都有更好的记忆——发生的时间、谁在场、天气怎么样、餐厅里的气味是什么样的——所有这些都被详细地记录在一张三维感官快照中。

13 年后，简还记得她和埃文决定结婚那天的每一分钟，但随着时间的流逝，埃文开始忘记那是怎么发生的。从前他们还总会笑着说起那天的事情，现在听着她娓娓道来那些细节时，他却只会茫然地看着她。他记得当他第一次提到婚姻时她病了一场，但他不记得他最终是怎么求婚的，这些珍贵的细节，他一个都没有储存在记忆里。这并不是因为埃文不爱简，而是因为他的大脑回路不会保留这些信息，没有编码进他的长期记忆中。只有发生了她给他们之间的关系带来威胁，或者某种身体危险的事情才有可能激活他的杏仁核，那些记忆才会在他的大脑回路中烙下如同她大脑回路中那样的印记。

在两种例外情形下，男性会记录下情绪，并因此记住一些细节。如果与他互动的人明显是愤怒的，并具有威胁性，男性会像女性一样迅速读取这种情绪。男性对攻击性威胁的反应和女性一样快，并且几乎立即会引发肌肉反应。威胁说要离开他，或者在身体上胁迫他会在瞬间引起男性的注意。简告诉我，虽然她并没有那个意思，但她在一次争吵中告诉埃文，她再也不能忍受他的固执了，她打算离开他。埃文深受重创，要求她永远不再以离开威胁他，除非她真有此意，那是他从不曾忘记的一场争吵。

女性大脑遭遇愤怒的艰难时期

男性大脑和女性大脑的另一个主要区别在于它们如何处理愤怒，虽然男性和女性所报告的愤怒程度相同，但男性对于愤怒和攻击性的表达明显更多。杏仁核是大脑中处理恐惧、愤怒和攻击性的中心，男性杏仁核的体积比女性大，而愤怒、恐惧和攻击性的控制中心——前额叶皮质——则是女性的比较大，其结果是男性的愤怒按钮更容易被按下。男性的杏仁核中还有很多睾酮受体，它们会刺激并增强其对愤怒的反应，尤其是在青春期睾酮激增之后。这就是为什么睾酮水平高的男性，包括年轻男性的愤怒导火索很短。许多开始服用睾酮的女性也注意到她们的愤怒反应突然间变得更快。随着男性年龄的增长，他们的睾酮水平会自然下降，杏仁核变得不那么敏感，前额叶皮质获得更多控制，他们也就不再那么快生气了。

女性与愤怒的直接关系要少得多。我小时候常听妈妈说，婚姻的质量和寿命可以通过女人舌头上咬痕的数量来衡量。当女性用"咬舌头"来避免表达愤怒时，并不全是出于适应社会的行为，其中很大的成分是大脑回路使然。即使一个女人想要立即表达她的愤怒，她的大脑回路往往会试图劫持这种反应，出于恐惧和对报复的预期而首先对其进行反思。此外，女性大脑非常厌恶冲突，因为她们害怕激怒对方，从而失去与对方的关系。当愤怒或冲突感出现在人际关系中时，可能伴随着一些大脑神经化学物质的突然变化，如血清素、多巴胺和去甲肾上腺素，这些物质会激活大脑带来无法忍受的几乎与癫痫发作相同的频谱。

也许是为了应对这种极度不适，女性大脑在处理和避免冲突和愤怒方面发展出了一个额外的步骤，会有一系列的脑回路将情绪先劫持下来咀嚼斟酌一番，就像牛有一个额外的胃在消化食物前进行反刍一样。女性大脑中的这些超大区域是前额叶皮质和前扣带皮质，相当于女性大脑中用于反刍愤怒的额外的胃。如同我们之前看到的，在害怕失去或痛苦时，女性比男性会更多地激活这些区域。在野外，失去与提供保护的男性之间的关系可能意味着厄运将至。

小心翼翼地克制住自己的怒火还能让女性及其后代免于遭到男性的报复，只要她不撒开情绪的把手，她就不太可能引起脾气暴躁的男性的极端反应。

研究表明，当游戏中爆发冲突或争吵时，女孩通常会决定停止游戏以避免任何愤怒情绪下的交流，而男孩通常会继续激烈地游戏、抢占有利的位置、竞争，并花上一小时再一小时地争论谁来当领导，或者谁将获得令人垂涎的玩具。如果女性因为发现自己的丈夫有外遇情绪因而被推到了崩溃的边缘，或者当她的孩子处于危险之中时，她的愤怒就会直接爆发，采取不遗余力的行动。其他情况下，她会避免愤怒或对抗，就像男人会避免情绪一样。

女性可能并不总是能感受到男性那种直接来自于杏仁核的最原初的强烈的愤怒爆发。我记得有一次，一位同事对我做了不公平的事，我回家告诉了我丈夫，那个人做的事情立刻让他大发怒气，而且他不理解我为什么并没有真正生气。与男性那样在大脑中会引发快速的行动反应不同，女性的愤怒情绪要通过大脑的直觉、对冲突导致痛苦的预期和言语回路。在做出回应之前，我不得不仔细斟酌这件事一番。女性对某个第三方人士生气时，会首先与其他人聊聊。但科学家推测，虽然女性出于愤怒而采取行动的过程较慢，但一旦她比男性更快的语言回路开始运转，就会导致她说出男性无法比拟的连珠炮似的愤怒言语。男性通常说话用词较少，言语流畅度也不及女性，因而可能在与女性进行愤怒情绪下的交流时会受到阻碍。男性的大脑回路和身体可能会轻易地将因为在言语上无法与女性匹敌带来的挫败感而激起的愤怒重新转为身体上的表达。

我常常从沟通不畅的夫妻身上看出问题在于男人的大脑回路会频繁且迅速地将他推向愤怒、攻击性的反应，而女人则会感到害怕而闭嘴休战。大脑中古老的线路会告诉她这是危险的举动，而她也能料想到如果她逃开，她将失去生活来源，可能不得不自谋生路。如果一对夫妇总是被困在这种石器时代式的冲突中，就根本没有解决问题的机会，让我的患者理解男性和女性大脑中愤怒和安全的情绪回路是不同的通常是很有助益的。

焦虑和抑郁

莎拉有天浑身颤抖着走进我的诊室，那段时间她和尼克一直因为他在办公室调情的那个女人争吵。莎拉确信尼克在那个周末的一个晚宴上当着她的面又在调情。每当他中止讨论离开房间时，莎拉的脑海里就像来回地播放着一盘录像带一样，她看到他们离婚、办理财产分割和孩子监护权的分配，告别夫家人，离开他们住着的城镇。日常生活里她很难集中注意力，时刻警惕着下一场争吵的爆发，越来越确定他们的婚姻正在崩塌中。

而这不是真的，尼克正在努力修复关系，但争吵让莎拉的大脑陷入了神经化学物质带来的急性痛苦中。她所有的大脑回路都处于红色警戒状态；而尼克似乎并无此困扰，每周三晚上还是照样去打篮球。在家里共处时他似乎也没有一丝尴尬，但她却承受着失眠的煎熬，成天哭哭啼啼的，变得越来越无助。莎拉对现实的感觉如同世界末日将至，而尼克似乎对此完全不在乎。

为什么莎拉会感到不安全和害怕，而尼克却不会？那是因为男性和女性经由各自独特的生活经历强化的针对安全和恐惧的情绪回路是如此不同。安全感是通过深植于大脑中的回路建立的，扫描显示女性的大脑在预期到恐惧或疼痛时比男性更为活跃。根据哥伦比亚大学的研究，当恐惧通路被激活时，大脑会知晓什么是危险的；当大脑的愉悦奖赏回路启动时，则知晓什么是安全的。女性在针对危险或痛苦的预期做出回应时会比男性更难抑制自己的恐惧，这就是为什么莎拉一个人待在家里时因为恐惧快疯掉了。

焦虑是当压力或恐惧触发杏仁核时产生的一种状态，会导致大脑将所有有意识的注意力集中在临近的威胁上。焦虑在女性中更为常见，是男性的 4 倍。女性高度敏感的压力触发因素，令她们比男性更快地变得焦虑。虽然这看起来不像是某种适应性特征，但这确实会让女性的大脑专注于临近的危险，并且迅速做出反应以保护她的孩子。

不幸的是，成年女性像十来岁少女一般强烈的这种敏感，意味着她们罹患抑郁症和焦虑症的可能性几乎是男性的 2 倍，尤其是在她们的育龄期，这一恼人的现象广泛存在于各种文化中，从欧洲、北美和亚洲到中东。虽然心理学家们强调对这种"抑郁症性别差距"做出文化和社会性的解释，越来越多的神经科学家们发现，对恐惧、压力、基因、雌激素、孕酮和大脑先天生物基础的敏感度在其中起了重要作用。许多受雌激素和血清素影响的基因变异和大脑回路均被认为会增加女性患抑郁症的风险。环磷腺苷效应元件结合蛋白 -1（CREB-1）基因在一些被诊断患有抑郁症的女性中有所不同，正是因为雌激素打开了一个小开关。科学家推测，这可能是女性在青春期随着孕酮和雌激素的激增而造成易患抑郁症的几种机制之一。雌激素的效应或许也可以解释为什么女性患"冬季忧郁症"或季节性情绪紊乱的人数是男性的 3 倍。研究人员已知，雌激素会影响身体的昼夜节律，即受日光和黑暗刺激的睡眠和觉醒周期，从而引发基因脆弱女性的这种"冬季忧郁症"。

科学家们每年都在定位更多与某些家族中遗传的抑郁症相关的基因变异。另一个基因，称为血清素转运蛋白基因（5-HTT），似乎也会引发继承了某个特定版本的女性的抑郁症。科学家推测，这种基因变异可能导致抑郁症在女性中更常见，因为它的转变是由威胁和严重压力所触发的。这可能正是莎拉案例的情形，她来自于一个只有女性成员患有抑郁症的家庭。如同我从来到我诊所的许多女性那里了解到的那样，通常是由于失去一段关系而导致的严重压力将基因脆弱的女性推向崩溃的边缘，达到临床抑郁症的程度。其他的激素事件，诸如怀孕、产后抑郁、经前期综合征、围绝经期（指绝经期到来前的一段时期）也会破坏女性大脑的情绪平衡，在这样艰难的时期，女性可能需要化学物质或激素的再平衡。

知道区别所在

随着男性和女性都进入中年和老年，得到更多的生活经验，也感到更加安全，他们往往会更安于表达出自己更加全面的情绪，包括那些他们长期压抑着的情绪，这一点男性尤甚。但是，女性与男性对情绪有着不同的感知、现实体验、反应和记忆，这是无法回避的事实，而且这些基于大脑回路和功能的差异，正是造成许多有趣的两性间误解的核心。埃文和简终于明白了彼此的现实感受。当她情绪崩溃突然哭泣时，他会试图搞清楚是否自己某种程度上不够敏感。当她累了不想做爱时，他会与自己的本能作斗争，并且相信她说的话。当他变得烦躁，表现出占有欲时，她会意识到自己对性的关注度不够。而就在他们逐渐了解彼此的时候，一切都即将改变，女性现实仍面临一项重大转变。

第七章　成熟的女性大脑

　　西尔维娅一天醒来后终于做出了决定，"就这样吧，受够了，我想要离婚。"她算是整明白了，丈夫罗伯特也就是个想要他在时见不着面，想要他付出时又给不了的家伙。听着他那些连篇累牍的苛责之词，还有一大堆的要求可是厌烦死了。但真正把她逼到绝境的是她因为肠梗阻住院一周的那次，他居然只去探视了她两次，还都是为了过来问家事该怎么处理。

　　西尔维娅这样一个迷人的女人，棕色的头发，一双明亮的蓝色眼眸，步履轻盈，那天我就在诊室里听着她向我诉说这一切。她感觉自己自 20 岁出头起，大部分时间都被用在了照顾那些只知索取、自私自利的人们身上。她可是解决了他们的问题，从酗酒或是其他窘境中将他们解救了出来，作为回报，他们却把她的感情消耗殆尽。如今 54 岁的她风韵犹存，仍感觉自己精力充沛。最令她惊讶的是，她感觉最近的那些阴霾似已褪散，她可以用从前自己不曾具备的心态去看这世界了，曾经萦绕在她心头，时时感觉自己需要去拯救和关爱他人的那种"拖累"几乎不见了。她已经准备好冒些风险，开始朝着自己梦想的方向迈进。"我的人生还有哪些不如意？"她问道，"我可是想要活得比现在更加精彩！"这么多年来作为住家全职妈妈，她一直在做饭、打扫卫生和抚养 3 个孩子。虽然她渴望出去上班，但罗伯特拒绝帮她分担家务，所以根本不可能。28 年来，她一直在为他们的孩子担任司机接送、养育和爱护着他们，督促他们完成家庭作业，吃好晚餐，撑起家里的这片天。现在，不知打哪儿冒出来的念头，她发现自己在问着为什么会这样？

西尔维娅的故事已经成为一种屡见不鲜的成人仪式了：更年期妇女抛弃掉一切，抛弃掉所有人，重新开始，尤其是现在每个月有约 15 万美国妇女走进这一人生阶段。这一过程令绝经前期的女性倍感困惑，也让不少丈夫感到震惊。更年期的女性不再那么担心自己是否取悦他人，而是想要取悦自己。这种变化被视为心理发展的某个时刻，而它也可能是随着女性大脑经历人生中最后一次重大的激素改变所带来的新的生物现实而引发的。

如果我们用核磁共振成像扫描西尔维娅的大脑，看到的会是与几年前截然不同的景象。通过她大脑回路的脉冲流变得恒定如一，取代了由月经周期引起的雌激素和孕酮的那些激增和骤降。她的大脑现在是一台更加确定和平稳的机器，我们在杏仁核中看不到月经前会迅速改变她现实感的那种一触即发的脑回路活动了，那些活动有时会逼使她看到并不存在的黯然景象，又或者将人们无意的言语听成侮辱之词。我们会看到杏仁核（大脑中情绪的处理器）和前额叶皮质（大脑中情绪评估和判断区域）之间的大脑回路功能齐备且发挥一致，它们不再轻易在每月当中的某些时段出现极端反应。当西尔维娅看到一张威胁的面孔或是听到一出悲剧时，杏仁核的亮度仍然会比男人的更大，但不会再像过去那么快便热泪盈眶了。

51 岁半是绝经的平均年龄，那是女性在经历人生最后一次月经之后 12 个月的时段；12 个月后，也是卵巢停止生产那些能增强她的沟通回路、情绪回路、照顾和关爱他人的动力，以及不惜一切代价避免冲突的冲动的激素的 12 个月之后。那些脑回路还在那儿，但运行这台为了追踪他人情绪而响应迅速的玛莎拉蒂引擎的燃料已经开始枯竭，而这种燃料稀缺会给女性感知现实的方式带来一次重大的转变。随着雌激素水平的下降，她的催产素水平也会下降。她对情绪的细微差别不再那么感兴趣；也不再那么操心地维持和平；从之前她乐此不疲的事情，譬如和朋友们聊天中能获得的多巴胺快感也减少了。照顾和关爱自己幼小的孩子时能获得的具有镇静作用的催产素奖赏也没了，因而她不再那么倾向于关注他人的个人需求。这种情况可能会突然发生，而问题在于，西尔维娅的家人从外面可是看不出她的内部规则正如何被改写。

直到更年期，西尔维娅的大脑和大多数女性的一样，已经被激素、身体接触、情绪和大脑回路的精妙相互作用所编程，都是为了照料、抚慰以及帮助她周遭的人。在社会中，她取悦他人的行为一再得到强化。与他人联结的冲动、精修百炼的解读情绪的欲望和能力有时甚至会逼使她在无望的情境中也要提供帮助。她跟我说起曾经每每黏在她的朋友玛丽安身后满城四处跑，只是为了确保她出外饮酒狂欢时不会酒驾。西尔维娅 40 多岁时大部分时间都在努力取悦自己苛刻的父亲，因为他在母亲去世后愈加衰老。她选择和罗伯特继续一起生活，因为她相信只要自己将和平保持得再久一些，每个人就还会维持住这个家庭，对大家都好。她和罗伯特的婚姻关系从来就不是那么坚固的，西尔维娅说，一直令她担心的是，孩子们还小，如果罗伯特和她分道扬镳，他们会遭遇灾难性的后果。

但现在孩子们都长大了，也走出了家门，为这些冲动提供基础的脑回路也就不再被激励。西尔维娅正在改变她的想法，现在她想要去帮助家庭之外更大范围的人们，如同中年女性的现代榜样之一，奥普拉·温弗瑞 (Oprah Winfrey) 在 50 岁时诗意般表达过的那样，我惊叹在这样的年纪仍然感觉到自己在扩展，向外延伸突破自我的界限，变得更加开明。20 多岁的时候，我曾经以为自己会达到某个神奇的成年年龄（也许是 35 岁），届时可以真正完成"成年"。有趣的是，这个数字多年来一直在改变，即使在我 40 岁，那个被社会标记为中年的年龄，我仍然感觉自己还没有成熟到我自己可能成为的那样的成年人。如今我的人生经历已经超越了我曾经想象过要达成的每一个梦想或期望，我确知我们必须不断改变自己，成为我们应该成为的人。

一旦她的雌激素水平下降，被称作联结和照顾激素的催产素的水平也会下降。西尔维娅的情绪性、照顾和哺育的冲动不会再达到爆表的峰值，而是被调低到一个稳定的悄无声息的低值。西尔维娅的大脑中正在酝酿着一个新的现实，那是一种不达目的誓不罢休的态度。

这已成为有着远古女性大脑回路预置的 21 世纪女性的现实感，西尔维娅大脑中这种业已改变的现实感正是她找到的新的平衡的基础。成熟女性大脑中的脑回路并没有发生多大改变，只是过去点亮它们并且泵送出神经化学物质和催产素的优质燃油雌激素减少了，这一生理事实对女性前行的道路来说是一份强有力的刺激。对处在这个年龄段的女性以及她们周围的男性来说，一个难解的谜题便是她们体内激素的改变如何影响她们的思想、情感和大脑的运作。

围绝经期：艰难的开始

在更年期到来之前，女性的激素已经经历数年的变化。大约从43 岁开始，女性大脑对雌激素的敏感度下降，引发出一系列逐月和逐年可能变化的症状，从潮热、关节疼痛到焦虑和抑郁。科学家们现在认为，更年期正是由大脑自身对雌激素敏感度的这种改变所引发的。性欲也可能有根本性的改变。雌激素水平下降，睾酮水平也会下降，睾酮正是性欲这艘火箭的燃料。事实上，女性大脑现实感的稳定性在 47 岁或 48 岁时几乎每天都存在不确定性。绝经前的24 个月，卵巢在完全停止生产激素之前生产出的雌激素量是不稳定的，对于某些女性来说，这可能是一段艰难的旅程。

那正是西尔维娅 47 岁给我的诊所打电话预约时的感受，也是她人生第一次寻求精神科医生的帮助。那是她最后一个孩子离家上大学之前的一年，她持续出现情绪症状，包括易怒，伴随着情绪爆发，生活里缺乏快乐和希望，这已经开始给她造成困扰。有一天她说道："围绝经期就像青春期一样，只是没有了那种乐趣。"这是真的，你的大脑受激素变化的支配，就像青春期一样，伴随着所有那些令神经烦躁不安的心理应激反应，担心自己的外表和过度的情绪反应。西尔维娅前一分钟可能好好的，但罗伯特的某句失言可能会让她砰砰砰地将家里的门摔个遍，躲到车库里啜泣长达一小时。她再也受不了了，想让我开一些药来治疗她的症状，和罗伯特之间产生的其他问题则不得不再等上一阵子再行处理。于是我给她开了雌激素和一种抗抑郁药。两周后，她惊讶地发现自己感觉好多了。她的大脑需要这种神经化学帮助。

对于 15% 的幸运女性来说，绝经前 2 到 9 年的围绝经期可以轻松应付，但对于大约 30% 的女性来说，它可能引起严重不适，并且有 50% 到 60% 的女性至少在某个时间段会经历一些围绝经期症状。不幸的是，在你走到那一步之前无法知道自己将如何应对。

但是，当你跨过那道门槛时会有一些明显的迹象。首先，第一次潮热是你的大脑开始经历雌激素消退的信号。作为对雌激素减少的反应，你的下丘脑已经改变了它的热量调节细胞，即使在正常温度下，你也会突然感觉到炽烈的热度。围绝经期的另一个征兆是月经周期会缩短一两天，这甚至在你经历首次潮热之前出现。大脑对葡萄糖的反应也发生了巨大变化，给你带来精力的骤然增减，你会渴望吃甜食和碳水化合物。雌激素的消退会影响到脑垂体，缩短月经周期并使排卵和生育的时间变得不可靠。所以要当心，很多女性因为排卵可预测性失灵而最终怀上了一个"改变人生"的计划外胎儿。

我是在我的围绝经期和更年期之前创设的女性情绪和激素诊所，因而那时我个人只经历过中度不良的经前期综合征和产后甲状腺功能减退。但是当我到了 45 岁左右的时候，我开始出现极端恶性的经前综合征，非常易怒，情绪大跌。起初我以为是工作带来的压力，加之要对我的儿子负起主要的责任。毫无疑问，这些现实在我的围绝经期综合征中发挥了作用，但我多年来一直拒绝服用激素，心想，"哦，这与我每天在患者身上看到的不一样"。结果我大错特错，到 47 岁时，我已经具备围绝经期的所有特征。睡眠不好，醒来时身体很热，经常不得不换一套睡衣。每天上午都感觉像地狱一样，疲乏、易怒，随时都可能因为任何事情而哭泣。在服用雌激素和抗抑郁药两周后，我奇迹般地找回了原来的自己。

由于雌激素也会影响到大脑中血清素、多巴胺、去甲肾上腺素和乙酰胆碱这些控制情绪和记忆的神经递质的水平，雌激素水平的巨大变化会影响种类繁多的大脑功能也就不足为奇了。这就是抗抑郁药或选择性血清素再摄取抑制剂类药物可以提供帮助之处，因为它们支持大脑中的这些神经递质。研究表明，围绝经期妇女向医生抱怨的各种症状，从情绪低落和睡眠问题到记忆差错和易怒，比已经度过绝经期的妇女更多。对性的兴趣，或缺乏兴致也可能成为一个问题。随着雌激素水平的下降，有着爱情燃料美誉的睾酮的水平也可能在这个时候骤降。

女性最后的一场妇科危机

玛丽莲和她的丈夫史蒂夫来我的诊所时，史蒂夫正因为性要求屡屡被她拒绝而一筹莫展。史蒂夫说："她都不再让我碰她了。"玛丽莲则告诉我："从前我很喜欢做爱，也想要再次拥有那种感觉，但每次他抚摸我，或者是看到他眼里的欲火，就……就……只是觉着烦人。并不是因为我不爱他。我是真的爱他的。"鉴于男性的激素还没有这种突变，丈夫们可能为此感到目瞪口呆，即使他们的激素也会减少，他们的性欲也会逐渐降低，但他们的大脑永远不会经历女性大脑不得不忍受的那种激素骤减。

他们来我的诊所寻求帮助是件好事，因为这样一个生理问题正迅速变为婚姻问题。许多女性都确实经历过性欲下降，但我怀疑玛丽莲的围绝经期情况比起大多数女性来说都要更为极端些。我测量了她的睾酮水平，发现几乎没有。难道这就是她拒绝史蒂夫的原因吗？她决定通过尝试睾酮来找出答案，于是我给她开了睾酮贴片，当天她就贴上了。

虽然在激素不稳定的这些年里女性的性反应之间差别很大，但有 50% 的 42 到 52 岁的女性对性失去了兴趣，很难有性唤起，并且发现自己的性高潮不再那么频繁和强烈。到更年期时，女性也已经失去了高达 60% 相当于 20 岁时的睾酮水平。但是有许多形式的睾酮补充剂可以替代，如贴片、药片和凝胶等，现在都可以买得到。

两周后，当我在候诊室与玛丽莲和史蒂夫打招呼时，史蒂夫对我竖起了两个大拇指。玛丽莲说，服药后一周内，她开始对他的性挑逗感觉不再那么恼火，第二周，她甚至想要自己主动发起性行为，但没有实施。她的性欲大脑回路被添加的那一点激素火箭燃料重新点燃了。用进废退的原理适用于一切，包括记忆力和性。如果不去使用它，负责性爱部分的大脑便会萎缩。

并非所有的围绝经期或绝经后妇女都会失去睾酮或者性兴趣。实际上，人类学家玛格丽特·米德（Margaret Mead）创造出了"绝经后热情"这样一个新词，来代指这样一个女性不必再担心节育、经前期综合征、疼痛性痉挛或其他每月都会出现的妇科不便的时候。这是一个没有太多累赘，充满着美好可能性的人生阶段。我们还足够年轻，可以尽情享受生活，享受大自然为我们提供的所有美好的一切。许多女性对生活重新燃起热情，甚至重新焕发了性欲，开始探寻令人兴奋的冒险或新的开始，就像是在一套更好的规则下重新开始生活。而那些缺乏这种热情的人，睾酮贴片可能帮助她们重拾性趣。

西尔维娅住院期间罗伯特没去探视过几次，那之后西尔维娅决定再次来我的诊所聊聊她想要和罗伯特离婚的事，那时她已经度过了围绝经期的最后阵痛期，并且停止服用雌激素和抗抑郁药。正是在那个时候，西尔维娅向我解释说，她的月经周期停止后，那种感觉就像是大脑中的一片阴霾已经褪散而去。在那之前她一直深受经前期综合征的折磨，现在终于结束了，而她对自己的人生似乎也看得更加透彻了，还有什么是自己想要去做的，什么又是她不想再做的。她告诉罗伯特，虽然她仍然尊重他，但她已经厌倦了继续按照他的时间表来照顾他的需求，还要维持他们这个大家庭运转的那些要求。每个月启动着她的大脑回路以确保她会去照顾他人需求所需要的雌激素和催产素的激增已经消失了。当然，对孩子们的那种炽热的爱还在，但他们不再出现在身边，因而不再有那些能刺激催产素的拥抱，她的体内也不再有能触发她的关爱回路和行为的雌激素脉冲流。当然，她仍然可以履行这些职责，只是她不再感觉到那种驱动。于是她对罗伯特说："你是个成人，而我已经完成对孩子的抚养，现在轮到我好好过自己的生活了。"

西尔维娅对我说，当她的孩子们在大学放假回家时，她是真的很喜欢看到他们，了解他们在学校的生活，但令她恼火的是，他们居然还是希望她跟着他们身后帮着收拾整理，给他们做饭、洗衣服。当她只是把他们的衣服扔进洗衣机和烘干机，而不愿意把洗好的袜子一双双整理好时，孩子们甚至还会取笑她。她也笑了，但有生以来她第一次火爆地回了一句："自己洗自己的衣服，你们也该长大了！"

西尔维娅的妈妈大脑开始要拔掉插头了。当一个女人把她所有的孩子都送进社会后，那些古老的妈妈回路就会松弛下来，这让她可以从大脑中拔除一些与儿童追踪设备的连接。当孩子们离家时脐带被切断后，那些妈妈大脑回路终于自由了，可以应用到新的抱负、新的思想和新的念头上。但许多女性在孩子们第一次离家时，可能会感到极度悲伤和无所适从。这些在我们的女性祖先体内经由雌激素的推动，并得到催产素和多巴胺的强化，进化了数百万年的回路，现在被解放了。

不过也有一些女性在人生的这一阶段，并不像西尔维娅那样充满怨恨。我的一位患者林恩在两个孩子终于独立上大学时，和丈夫唐这段深沉挚爱的婚姻已经长达 30 多年了。林恩和唐开始去一些他们曾经一直想去的地方旅行。养育出两个优秀又有成就的孩子，他们感到心满意足。林恩曾经很享受当妈妈的感觉，但在经历了孩子们离家上大学那几个月的牵绊记挂后，她发现自己每天早上不必再赶着催孩子们出门上学也挺好。她在大学里做管理工作，事业有成且深受大家喜爱，而唐则是服务于私营企业的工程师。单独相处的时间越多，他们之间的关系越融洽了。多年的相爱和互信帮助了他们度过这段人生过渡期，也为前方的人生路设定了新的规则。

西尔维娅的中年过渡期却没有那么平静，到我们再一次治疗会面时，她已经决定回去念研究所，并且开始每周两次在一间心理健康诊所工作。孩子们对她发展出的新兴趣有些不安。最小的那个孩子正步入人生新的阶段，开始适应大学生活，虽然她不再像从前那样需要妈妈了，但是当她和西尔维娅通电话时，妈妈只想跟她说的是她自己的那些新项目，还有她自己打算重返学校的计划，这令她惊讶之余甚至有点受伤。西尔维娅告诉我，她也有些震惊自己不再急切地询问女儿有关她生活的问题，惊叹于自己这种略显漠然的反应。

她的大脑中发生了什么变化？原来不仅仅是雌激素消褪了，照料和触碰孩子时的那些身体感觉也消褪了。那些感觉与雌激素一起有助于强化照顾回路，并且提升大脑中催产素的水平。大多数母亲在她们还是十几岁的孩子时就开始了这一进程，那时她们会抗拒拥抱、亲吻或抚摸。因而到了她们离开家巢的时候，她们的妈妈们已经逐渐习惯了不再有那么亲近和私密的身体照料。一项针对大鼠母育行为的实验发现，身体接触对于维持女性大脑中主动育婴行为的回路是必需的。科学家们令母鼠的胸部、腹部和乳头区域失去知觉，它们可以看、闻和听到自己的幼崽，但就感觉不到它们在身边的蠕动。结果是母育和联结行为严重受损。受试的母鼠没有像正常母鼠那样去把自己的幼崽叼到身旁，舔舐和哺乳它们。虽然它们的大脑回路并然有序，母育和关爱行为所需的激素水平也完备，但没有了触觉反馈，母鼠用于养育行为的大脑连接没有得到发展，许多幼崽也因此早亡。

人类母亲也会利用这种身体反馈来激活和维持大脑中的养育和关爱回路。在同一屋檐下一起生活的日常接触为女性提供的感知反馈，足以维持她对自己的孩子，甚至是成年孩子的照顾和关爱行为。然而，一旦孩子们走出了家门，那另当别论了。如果那位母亲恰巧又处于更年期，那么构建、启动和维持那些大脑回路的激素也已经消褪了。

这种变化并不意味着大脑中的照顾回路就永远消失了。有五分之四的 50 岁以上女性表示，从事一份能帮助到他人的工作对她们来说很重要。尽管对许多更年期女性来说，最初的冲动似乎只是这次想要为了自己做点什么，但随之而来生活状态的更新往往又将她们吸引到帮助他人的方向上。关爱回路能轻易得到更新，如果一个 50 多岁的女人成为一个新生儿的母亲，与婴儿日常的身体接触将导致那些回路在大脑中重新显现，正如同我的一位在她 55 岁时收养了一个中国女婴的同事会告诉你的那样。所以，只要那些回路还在，就能重新被点燃。就女性母育大脑而言，只有到它停止工作时，这一切才终结。

不过，对西尔维娅来说，这可是一段难得的黄金岁月，在她的现实中，终于可以随心所欲了。她已经全身心投入自己的项目中了，通过学习新的课程，她确信青少年的行为问题根源于早期教育，她开始热衷于改善家长和老师们教育学龄前儿童的方式。作为获得社会工作硕士学位的一部分，她参与了当地学校系统的学前教师培训工作。她告诉我她还回到了她小时候常去的教堂做礼拜，并且在自己的车库里建了一个工作室，这样她就可以重拾绘画了，那是她在嫁给罗伯特时便放弃的一个爱好。在我们的一次治疗会面中，说起新生活给她带来的幸福感，她几乎要流下泪来。她觉得自己在改变世界，这与每天晚上从罗伯特走进门的那一刻便开始日益激烈的争吵形成了鲜明的对比。

你是谁，你对我妻子做了什么？

很快，西尔维娅和罗伯特又一起来看我，参加夫妻治疗，两人之间悬而未决的问题终于到了非解决不可的地步。罗伯特简直不敢相信自己亲耳听到西尔维娅冲口而出的那些话，譬如："做你自己那该死的晚餐吧，要不你自己出去吃。最后一次跟你说，我不饿。我这会儿画着画正开心着呢，我可不想停下来。"他说，在两天前的一次聚会上，她居然冲着他大发雷霆，起因是当她提出投资一组股票的建议时，他告诉她别讨论这些，因为她根本不知道自己在说什么，毕竟，他才是常年阅读《巴伦（财金）周刊》的人。"是的，你一直在读它，但你一直在赔钱。你看过我最近的投资组合吗？我赚的可是你赚的 3 倍，所以别再小瞧我了。"她回答道。他说的每一句话似乎都让她很生气，她宣称自己要搬出去住。

西尔维娅年轻的时候，即使真的很生气，也会想方设法避免和丈夫争吵。还记得那盘自青少年时期开始就在女性脑海里滚动播放的录像带吗？当雌激素拨通情绪和沟通回路时，会令她们对一段关系构成威胁的任何冲突感到惊恐？那盘录像带不会停止播放，直到女性或者能有意识地驾驭它，或者为其提供燃料的激素供应被切断，也或者这两种情形兼而有之，正如同西尔维娅所处的这个阶段。西尔维娅一生都以腼腆、随和、愿意处处让着丈夫而自豪，尤其是当他精疲力竭地回到家里，从紧张的办公室工作中解脱出来时。她对他的同情是真实的。她保持着和平，因为她石器时代的大脑迫使她这样做，以维持家庭的完整。有丈夫就是好事，这样女性可以得到更好的保护。正是这些信息令她不愿卷入冲突，如果罗伯特忘记了他们的结婚纪念日，她会忍住不吭声；如果他在单位忙完一天后对她言语过激，她就会直视着锅里她正在搅拌着的炖菜，不回嘴。

但是，随着西尔维娅步入更年期，那些过滤器脱落了，她变得更加易怒了，并且她的愤怒不再奔向那个额外的"胃"，之前在表现出来之前还能在那儿先"反刍"一下。她体内睾酮和雌激素的比例正在发生转变，她的愤怒通路变得更像男人了。孕酮和催产素的镇静作用也不再足以平息她的怒火，而这对夫妻从来没有学习过如何处理和解决他们的分歧。现在，西尔维娅经常会与罗伯特对峙，发泄出几十年来都被压抑着的愤怒。

在他们下一次的夫妻治疗中，明显能看出这并不全是罗伯特的错。他正在经历自己的生活改变，变得更加谦逊了，但西尔维娅还是想从家里搬出去住。他们俩都还没有意识到她大脑中现实感的改变，它正在重写规则，不仅仅是为了争吵，更是为了他们关系的每一次互动。研究表明，对婚姻不满意的女性在更年期会报告更多的负面情绪和疾病。因此，当激素的阴霾消散，孩子们也走出家门时，女性往往发现她们比从前允许自己意识到的更加不快乐，而通常所有这些不幸都被她们归咎于丈夫。显然，西尔维娅对罗伯特的抱怨有着她自己正当的理由，但她不快乐的根本原因仍然不清楚。

又过了一周，她向我报告她的女儿对她说："妈，你的表现很奇怪，我爸吓坏了。他说你已经不是他娶了快 30 年的那个女人了，他怕你会做出些疯狂的事，比如拿走所有的钱然后跑掉。"西尔维娅没有疯，也并不会卷走他们的积蓄潜逃，但她不再是原来那个女人这点倒是真的。她告诉我，她的丈夫曾经冲着她大喊道："你对我的妻子做了什么？"她大脑中大量的脑回路突然被关闭，同样突如其来的是，西尔维娅已经改变了他们之间关系的规则。正如在这种情况下经常发生的那样，没有人告诉罗伯特这些。

人们普遍认为，男人会因为生育力强、更加年轻、苗条的女人，而抛弃自己衰老、胖乎乎、绝经后的妻子。这与事实相去甚远。统计数据表明，50 岁以后的离婚案例中超过 65% 是由女性提出的。我猜想这类由女性发起的离婚在很大程度上源于绝经后女性已经急剧改变了的现实感。但正如同我在实践中所见的那样，也有可能是因为她们厌倦了忍受难相处或者是出轨的丈夫，只是等着孩子们长大离家的那一天。曾经对女性来说重要的那些事情，譬如关系、赞许、孩子，以及确保家庭完整，不再是她们心中的头等大事，而女性大脑中不断变化的化学物质，正是她们人生中不断变化的现实感的原因。

任何时候，当你体内的激素水平改变并劫持着你的现实时，审视冲动以确保它们是真实的，而不是激素诱发的，这一点很重要。就像月经前雌激素和孕酮水平的下降会让你相信自己又胖又丑，还一文不值一样，生殖激素缺乏会让你相信你的丈夫是你所有痛苦的原因。或许他就是，也或许他不是。就像西尔维娅从我们的讨论中学会的那样，如果你理解你的感受和现实改变背后的那些生理原因，你就可能学会如何与他谈论这些问题，他也可能做出改变。这是一个漫长的教育过程，而这一过程最好能在"改变"发生之前就开始。

谁来做饭？

在我八月份假期结束后的治疗会面中，西尔维娅告诉我，她最终还是决定要离婚。实际上，在我离开的那一个月，她就从家里搬出去住了。她的朋友们甚至开始为她安排了一些约会，但没过多久，她就和对罗伯特一样对他们心生厌恶了。西尔维娅很快就发现，那些老男人要找的不过是一个"带着钱包的住家护士"——一个自己有钱，还愿意照顾他们余生的人。这令她有些震惊，那不正是她年轻时找男人一直沿用的标准。那时候她想要找的就是带着钱还愿意照顾她的人，而她也愿意照顾他和他们的孩子。而现在，这是她会考虑的最后一件事。

西尔维娅还是抱着希望自己能找到一个"完美的男人"一起变老，一个平等的伙伴，灵魂伴侣，可以与之交谈并分享生活乐趣的人，而不是做她约会过的许多男人对他们的前妻期望的照顾身体、购物、做饭、洗衣、打扫屋子那样的事情。就像她说过的，她可没有做护士的打算，也不想有人偷走她的钱包。"否则，"她说，"我宁愿现在没有人。"毕竟，她有很多让她开心的好朋友。她期待的是比最近与罗伯特争论时所经历的心理压力要小得多的那种自在生活。

绝经后这种照顾和抚育冲动的退减可能不会让所有的女性都如释重负，仍然需要研究来审视雌激素下降后继而发生的低催产素水平带来的影响。它可能会导致一些真正的行为改变，但是，大多数女性只是模糊地意识到了这一点。例如，我的一位 61 岁的患者玛西娅对我承认，她对家人、朋友和孩子们的问题和需要的关心要少了很多，也不太愿意照顾他们了。倒是没有人向她抱怨疏于得到她的照顾，只是她的丈夫搞不清楚为什么他常常得自己弄晚餐了，大多只是玛西娅自己才会注意到的事情。她也并不真正介意自己新发现的这种情感独立，她把更多的时间花在了独处的乐趣，譬如自己热爱的家谱研究上。她已经 4 年多没有来过月经了，但阴道干燥、夜间盗汗和睡眠中断这些症状导致她开始服用雌激素药片来治疗。然而，在她开始雌激素治疗 3 个月后，玛西娅的那些抚育本能又回来了。她根本没有意识到过去 4 年中发生了这么巨大的变化，直到它们如潮水般再度袭来。她告诉我，她很震惊，因为一颗小药丸能让她感觉更像从前的自己了，那个她只是模糊地意识到已经失去的自我。雌激素治疗可能刺激了她的大脑再次生产出更高水平的催产素，触发了过去那种熟悉的、亲和的行为模式，这也令她的丈夫松了一口气。

女性上一次因为稳定、低水平的激素而出现无波动的压力反应是在青少年停顿期，或者是在怀孕的那几个月里，那时下丘脑的脉冲细胞被关闭，对压力的响应被保持在低水平。我的一位绝经后患者向我报告说，在 10 年没有激素之后，虽然她的性欲受到了影响，但她和她的丈夫在出外旅行时已经停止了争吵。从前他们出门旅行时真的会让她压力山大，但突然之间，她开始非常享受早起赶飞机去陌生地方的过程，她甚至喜欢上了打包行李，而随着压力的消退，他俩在旅行中的争吵也不见了。

至于西尔维娅，搬出去没多久，她就发现自己的情绪波动和易激惹都停止了。她告诉我，与学龄前幼儿老师和家长一起工作，让她成为了她一直知道自己应该成为的人。她开始期待自己独处的夜晚，看看老电影，泡个很长时间的泡泡浴，在她新的画室里工作到很晚。如果孩子们打来电话，她总是会热切地和他们交谈，但她发现自己不会牵扯太深，帮助他们解决问题，变得不安，或者一直给他们建议。起初，她以为心情烦躁易怒减少的原因是她解决了自己人生中最大的问题：不良婚姻。但她也注意到，她的潮热症状几乎消失了，睡眠也变好了。

当她离开罗伯特 6 个月后来看我时，我语气和缓地问到是否只是因为她不再与丈夫同住一个屋檐下的缘故，或者是否也可能是她现在已经习惯了一种新的激素状态，在这种状态下她的情绪变得更稳定了。西尔维娅还提到她不再那么烦躁了，在这次治疗面谈中，她甚至抱怨会感到孤独，没有人可以和她一起讨论孩子们以及她自己生活中发生的事件。我暗示她这可能是因为她怀念起罗伯特的陪伴，建议他们在商量出一套新的相处规则的基础之上开始共处一段时间，她或许会注意到他们之间的关系更加平衡了。

刚刚开始

女性大脑到了更年期也还远未准备好退休，实际上，许多女性的人生才刚刚到达巅峰。抚养孩子的负担减轻了，长久以来专注的妈妈大脑也弱化了，这可能是令人兴奋且睿智明理的一个时期。工作对于女性的个性发展、身份认同和成就感的贡献又变得与妈妈大脑接管之前一样重要了。西尔维娅知道自己被录取为社会工作硕士研究生时，是她一生中最快乐的日子之一。自大学毕业、结婚、生子以来，她从来没有获得过这样的成就感。

事实上，工作和成就对于女性在这一人生过渡期的幸福感至关重要。研究表明，对处在这一人生阶段的女性来说，职业动力更高的女性相较于那些仅仅维持或者降低自己的职业动力的女性来说，认为工作对她们的身份认同更为重要。而且，50 岁和 60 岁职业动力高的女性在自我接纳、独立性和高效工作方面的得分更高，并且对自己的身体健康状况的评价也高于其他女性。绝经后人生路依然漫长，热情拥抱工作，不管那是一份什么样的工作，显然可以令女性获得重生和满足感。

就让我自己一人待着好了

伊迪丝的丈夫是一名精神科医生，但他正减少门诊量准备要退休了，于是她约了我的门诊。虽然他们大部分时间关系都很好，但她所能想到的就是，他会不断地侵入她的空间，要求她一天 24 小时地服侍他，这种想法带来的苦恼造成了她的失眠。而且事实证明她是对的，他一回到家里就会问："午饭呢？你给我买了意大利腊肠吗？谁动了我的工具箱？你怎么还不去洗碗？都已经在水槽里泡了一个小时了。"如果她因为忙还没去购物，他就会说："你会忙什么？"而她一直在帮着妈妈的老朋友处理家事。每周二，还要照顾孙子孙女。她会定期参加桥牌比赛和午餐约会，还加入了一个读书俱乐部。她会忙于一些对她来说很重要的事情，她喜欢这种自由。她的丈夫则因为她对他表现得没有一丝兴趣，却把自己的生活安排得满满当当的而目瞪口呆。

这种行为变化实际上是我从 65 岁以上的女性身上看到的最常见的改变。就像伊迪丝一样，她们走进我的诊室时，情绪低落，焦虑不安，无法入睡。很快我发现她们的丈夫一般都在过去的一年里退休了。从自己爱好的工作和活动中被剥离，她们感觉到冲突和愤怒。她们可不想这样度过余生。即使婚姻关系基本是良好的，这种对失去自由的恐惧也可能发生。不知何故，许多女性觉得她们无法就不成文的婚约重新协商，我会告诉她们："当然可以的，那决定了你的生活质量。"

过了数周，伊迪丝和她丈夫出外度假一个月回来后，她又来看我，脸上洋溢着一丝得意的笑容，说道："任务完成了！他已经答应不再来烦我。"他们已经就下一阶段的人生重新协商出了一套规则。

绝经后女性大脑中的激素

大脑中的激素正是令我们成为女性的部分原因，它们是激活我们特定性别的大脑回路，从而导致女性典型的行为和技能发生的燃料。当我们在更年期失去这种激素燃料时，女性大脑会发生什么样的变化呢？依赖于雌激素的那些脑细胞、脑回路和神经化学物质很快便会萎缩。加拿大科学家芭芭拉·舍温（Barbara Sherwin）研究发现，在切除卵巢后立即接受雌激素替代疗法的女性保留了从前的记忆功能，但在切除卵巢后没有立即接受雌激素替代疗法的女性则出现语言记忆力下降，除非很快给她们服用雌激素。雌激素疗法能将她们的记忆力恢复到接近绝经前的水平，但仅限于能立即开始，或者在手术后不久就开始治疗的患者。看来，雌激素能为大脑提供最佳保护作用有一个简短的窗口期。

雌激素可能对大脑功能的许多方面都有保护作用，甚至对作为细胞能量中心的线粒体，尤其是大脑血管中的线粒体也有保护作用。加州大学尔湾分校的研究人员发现，雌激素治疗提高了这些线粒体的效率，或许这可以解释为什么绝经前女性中风的发病率低于同龄男性。雌激素可以帮助大脑的血流量保持强劲长达数年直到更大的年纪。例如，耶鲁大学的一项研究用雌激素或者安慰剂对绝经后妇女进行长达 21 天的治疗，然后在她们执行记忆任务时扫描她们的大脑。那些服用了雌激素的女性具有较为年轻受试者特点的大脑模式，而没有服用雌激素的女性的大脑模式则具有更多年长女性的典型特点。还有另一项关于绝经后妇女脑容量的研究表明，雌激素可以保护大脑中某些特定的区域。在服用雌激素的女性中，用于决策、判断、注意力、语言处理、听力技巧和情绪处理的大脑区域萎缩较少。

雌激素似乎对女性大脑功能有保护作用是科学家们仔细重新考

虑 2002 年发布的妇女健康倡议结果的一个原因，有一项研究发现，在绝经后历经 13 年间隔开始服用雌激素的女性并没有得到雌激素对大脑的保护效应。科学家们业已证明，绝经后超过五六年没有雌激素，意味着获得雌激素对心脏、大脑和血管疾病的预防作用的机会可能已经消失。尽早开始雌激素治疗对于保护大脑功能也可能特别重要。

许多女性都感到困惑和背叛，因为几年前她们的医生告诉她们激素替代疗法 (HRT)，也就是现在被称为激素疗法（HT）时说的是一回事儿，但现在根据妇女健康倡议（WHI）研究的结果又听到了相反的情况。我自己，作为一名医生，又是一名绝经后妇女，也陷入了这种困境。如何以及何时开始激素治疗，还有何时以及是否停止治疗，对于患者和医生来说都是亟待解决的问题。但是，在新的研究澄清这个问题之前，每个患者都必须找到自己的方法，通过诸如饮食、激素、活动、锻炼、适当的治疗，以及来自于掌握激素治疗专业知识的知情医生的定期治疗等。我现在都会与我的每一位更年期患者就她的家庭遗传、生活方式、症状、健康问题以及激素治疗，对她的风险和益处进行充分的讨论。

尽管经历了更年期的风暴和激素状态的调整，大多数女性随着年龄的增长，即使没有雌激素的帮助，也能保持惊人的精力、聪慧和能力。并非所有女性都需要或者想要接受激素治疗。通常要到绝经后数十年，自然衰老过程才会开始影响到女性大脑的功能。男性大脑的衰老和女性不同，相较女性，男性会更早地失去更多的大脑皮层。

虽然每个女人的身体和大脑在绝经后岁月中的反应不同，但对许多人来说，这是一个更加自由也更能掌控自己人生的时期，冲动不太可能令我们感到困惑或不安，我们的生存可能不再依赖于一份稳定的薪水，假装自己如何感受不再那么有意义，反而是展示和活出热情真实的自我才更有价值。帮助他人及参与到解决世界中严肃的问题可以令我们充满活力。这个时候作为孩子的祖母也可以带来新的，通常也是一种简单纯粹的快乐，或许人生确实是将一些最好的事情留到了最后。例如，我的一个 60 岁的患者丹妮丝，一直是专注于自己营销事业的独立女性，即使在她抚养两个孩子的时候也是如此。她告诉我，当她的女儿生下第一个孩子时，她毫无思想准备自己对孙子的爱竟然如潮水般汹涌。"那可真是一见倾心啊，"她说，"也是我根本料想不到的。我的生活中有那么事情要处理，但不知为何，跟这个小宝宝在一起的时间好像永远都不够。我的女儿也正以一种从未有过的方式让我进入她的生活。她现在需要我，而我想要在她身边给她支持。"

祖母们所扮演的特殊的、支持性的角色可能是进化安排女性在不能生育后还能活几十年的原因之一。犹他大学的人类学家克里斯汀·霍克斯（Kristen Hawkes）认为，祖母实际上可能是远古人类人口增长和生存的关键因素之一。在石器时代，身体健全的绝经后妇女在采集食物方面付出的额外努力提高了年幼孙辈的存活率。祖母的供给和帮助还使年轻女性能够以更短的间隔生育更多的孩子，提高了人口的生育率和生育成功率。尽管狩猎采集社会中人的寿命通常不到 40 岁，但大约有三分之一的成年女性都活到了这个年龄，而且许多人继续富有成效地活到了六七十岁。例如，在坦桑尼亚的

　　　　　　　　　　　　　　　女性大脑

哈扎族狩猎采集人群中，霍克斯发现，60 多岁的勤劳祖母比年轻妈妈们花更多的时间觅食，为孙辈提供食物并增加他们的生存机会。研究人员在匈牙利吉卜赛人以及印度和非洲的人口中发现了祖母们类似的积极作用。实际上，在冈比亚农村地区，人类学家发现祖母的存在远比父亲的存在更能改善孩子的生存前景。换句话说，全世界更年期的女性也可以选择拥抱祖母这种延续生命的角色。

现在我该做什么？

更年期在一个世纪以前还相对罕见，即使到了 19 世纪末 20 世纪初，美国女性的平均死亡年龄还是 49 岁，这比女性停经的典型年龄还要早两年，而现在美国女性预期在停经后还能活上数十年。然而，科学研究进程并没有完全赶上人口统计学的这种变化。我们对更年期的了解相对较新且不完整，尽管随着大量女性正在经历这个曾经罕见的人生转变期，这方面的知识正在迅速发展。现在有4 500 万美国女性年龄在 40 到 60 岁之间。

为绝经后那许多年的生活做出规划，对女性来说是历史发展带来的一个新选择，能够亲见自己所选择的令人激动的项目得以实现，可能是新世纪女性生活中最令人愉快的部分之一。到这个时期，她们可能已经获得了个人和经济的权利，可能拥有宽广的知识基础，并且人生中第一次拥有了比自己所能想象到的更加令人兴奋的多重选项。我的一位科学家朋友，研究衰老的专家辛西娅·肯扬（Cynthia Kenyon）认为，未来女性的寿命可能会超过 120 岁，那么多的岁月真值得期待啊。

对于西尔维娅来说，想象着自己绝经后的岁月该如何度过意味着重新发现罗伯特。当她和罗伯特分手两年后再次来看我时，她告诉我，当她重新找到自我，明白自己曾经是那样的一个女孩儿，又约会过足够多的令她幻想破灭的老男人之后，她意识到自己挺想念罗伯特的。他是她唯一可以一起谈论某些事情的男人，当然他们也总会聊到自己出色的孩子们。有一天，他向她发出了晚餐邀请，而她欣然应允。在那家浪漫氛围的餐厅里，他们平静地聊着当初是哪儿出了问题，最终为他们给对方造成的不愉快而相互道歉。他们还分享了自己新的生活经历，聊到她的工作、她的绘画、他对古董的新兴趣，甚至他们各自与他人约会时那些有趣的冒险。随着时间的推移，他们重新发现了他们之间的友谊和对彼此的尊重，并且意识到他们就是各自曾经找到的灵魂伴侣，他们需要的只是重续一纸婚约了。

成熟女性的大脑仍然是一个相对未知的领域，但也是一片留待女性发现、创造、做出贡献，并且以积极方式引领未来时代的广阔空间。甚至可以说这是女性享受最多人生乐趣的岁月，在女性绝经后的岁月里，男性和女性可以重新定义他们之间的关系和角色，独立也共同地接受新的挑战和冒险。

我自己知道，将儿子养大成人，发现对工作的热情，还有最终找到自己的灵魂伴侣，所有这些令我对生活充满感激。当然这一路也有苦痛挣扎，但那些也给了我最佳的指导。我写这本书的原因是为了将我所掌握的女性大脑内部运作的知识分享给那些走在自己相似道路上的女性，她们正努力地做真实的自己，想要了解自己先天的生物学基础是如何影响着她们的现实。我知道这其实也帮助到了我自己，令我更多地了解到自己的大脑在我自己人生中经历的那许多最疯狂的时期都在做什么。如果我们对自己的大脑会做什么有预先的了解，那么在人生路当中的每一步就能更好地理解我们的世界。学习如何利用我们所拥有的女性大脑智能，将帮助我们每个人成为我们应该成为的女性。作为一名绝经后女性，我发现自己比以往任何时候都更加兴奋而坚定，要努力为我所能接触到的每个女孩和成熟女性带来生活上的改变。当然，我自己仍然无法预知下一个转角的人生，但未来的几十年似乎充满了希望、激情和向外的动力。我希望这张人生地图，能帮助指引你这一路女性大脑神奇的旅程。

结语　女性大脑的未来

如果我必须向女性传授我通过撰写这本书所学习到的一课，那就是理解我们先天的生物学基础能让我们更好地规划自己的未来。既然有这么多的女性获得了对生育的控制，也实现了经济独立，我们就可以为前进的道路制定蓝图，这意味着在社会中，女性对伴侣、职业，以及要孩子的时机在个人选择上做出革命性的改变。

女性现在会用 20 来岁的年纪来接受教育并建立自己的职业生涯，因此越来越多的职业女性正在突破自己生理时钟的界限，在 30 岁中期到后期，甚至 40 岁初期生孩子。我的住院医生中有很大一部分到了 30 岁中期时甚至还没有找到她们想要一起建立家庭的男人，因为她们一直忙于开创自己的事业。这并不意味着女性做出了错误的选择，而只是意味着女性生命的各个阶段已经急剧扩展。在近代早期的欧洲，妇女在 16 或 17 岁时就可以生育，到 20 岁晚期时已经生下所有的孩子。现在，当妈妈大脑接管时，女性正完全扎根于事业中，这意味着由于大脑回路超负荷，她们陷入一场不可避免的事业与家庭的拉锯战中。然后，女性会发现自己面对围绝经期和更年期带来的情绪起伏，家里还有几个蹒跚学步的幼童和学龄前儿童跑来跑去。与此同时，她们还要忙于管理自己的事业。如果女性在 30 岁中期时没来找我咨询她在生育和事业方面面临的挑战，那么她会在 40 岁中期时来找我倾诉她真的没有时间处理围绝经期的问题。她无法承受因为激素的不同步而失去记忆，专注于那些令她痛苦不堪的情绪。

就女性先天的大脑生物学基础而言，这一切意味着什么？这并不意味着女性应该摆脱将为人母与兼顾自己的事业相结合的道路，而只是意味着如果她们从青少年时期就开始了解一些人生这场杂耍表演所需要的技巧，对她们的未来颇有裨益。显然，任何人都无法确知我们在人生转角处会遭遇什么，并奢望我们将得到所需要的各种支持，但是，了解我们的大脑在每个阶段会发生什么变化是掌控自己命运的重要的第一步。新时代我们艰巨的任务是，帮助社会给女性天赋的能力和需求以更好的支持。

我写这本书的目的是帮助女性度过人生中的各种转变，那些转变如此巨大，实际上改变着女性对现实的感知、她们的价值观以及她们所关注的事物。如果我们能理解我们的生活是如何被大脑中的化学成分所塑造，也许我们就能更好地看清前方的道路，能预见到即将发生的事情并做出规划很重要。希望本书在绘制女性现实地图方面有所贡献。

有些人希望男女之间是没有差异的，在 1970 年代加州大学伯克利分校，年轻女性的流行用语是"强制中性"，这意味着即使提及性别差异也是政治不正确的。仍然有一些人认为，要让女性变得平等，必须以不区分性别为准则。然而，生物学现实中并不存在不区分性别的中性大脑。对基于性别差异之上的性别歧视的恐惧在社会中根深蒂固，有很多年关于性别差异的假设无法从科学上得到检验，因为担心女性无法主张与男性平等。但假装女性和男性是完全一样的，对男性和女性都是有害的，并且最终会对女性造成伤害。而延续以男性为规范的神话，则意味着忽视女性在疾病的严重程度、易感性和治疗等方面的真实生物学差异，也忽略了两性处理思维的不同方式，以及因此而带来什么是重要的感知的不同。

社会假定以男性为规范，也意味着低估了女性大脑强大的、女性特定的那些力量和才能。到目前为止，女性不得不在工作世界中去适应绝大部分的文化和语言。我们一直在努力适应一个男性的世界，毕竟，女性大脑天生就擅长做出改变。希望这本书对我们女性自己、我们的丈夫们、父亲们、儿子们、男性同事们和男性朋友们来说，都可以作为了解女性思维和女性生物行为方面的指南。或许这书里的信息能帮助男人们开始适应我们女性的世界。

当我问来我诊室的每一位女性，如果遇到挥舞魔杖就能实现她们愿望的仙女，那么她们最想要实现的前三个愿望是什么时，几乎每个人都答道："快乐人生，一段令人心满意足的关系，再有就是压力更小但拥有更多私人的时间。"我们的现代生活要求女性兼顾事业，更要承担起家庭和家务的主要责任，令这些目标特别难以实现。这种安排让我们倍感压力，而导致我们抑郁和焦虑的主要原因正是压力。我们生活中最大的困惑之一是为什么作为女性，我们会如此投入现行的社会契约中去，而这种契约又常常与自然赋予女性大脑的神经回路以及生物现实背道而驰。

在 1990 年代和新千年的初期，一系列关于女性大脑的新的科学事实和观点不断展现，这些生物学真理已经成为重新考虑女性社会契约的强大动力。在写这本书时，我一直在与脑海中的两种声音做斗争，其一是科学真理，其二是政治正确。我选择了强调科学真理而不是政治正确，尽管科学真理并不总是那么受欢迎。

在我经营诊所的这些年里，我遇到了成千上万的女性，她们向我倾诉了有关童年、青少年、职业抉择、择偶、性、为人母，以及更年期等生活事件里最私密的细节。虽然一百万年来女性的大脑回路没有太大变化，但女性生命不同阶段所面临的现代挑战已经与我们的女性祖先大不相同。

尽管科学业已证明男性大脑和女性大脑之间存在着差异，但从许多方面，现在对于女性来说正是古希腊雅典伯利克里一般的黄金时代。在亚里士多德、苏格拉底和柏拉图的时代，男性在西方历史上首次获得了足够的资源，拥有闲暇时间追求智识和科学，21 世纪则是历史上女性首次居于类似的位置。我们不仅对生育拥有了前所未有的关键控制，而且在网络化的经济中拥有了独立的经济手段。在女性生育上的科学进步为我们提供了巨大的选择权。我们现在可以在多得多的人生岁月里选择何时、是否以及如何生育孩子。在经济上我们不再依赖于男性，而科技提供了随时随地在事业和家庭职责间灵活切换的可能。这些选项赋予了女性运用女性大脑的才能，为她们管理职业、生育和个人生活的方式创造出了新的范式。

我们正生活在一场关于女性生理现实的意识革命之中，这必将改变人类社会。虽然我无法预测这种变化的确切性质，但我猜想这将是对我们需要做出的规模宏大的改变从简单化到深入性思考的转变。如果外部现实是人们构想它的方式的总和，那么我们的外部现实只有在看待它的主流观点发生改变时才会改变。女性大脑如何运作、如何感知现实、如何对情绪做出反应、如何读取他人的情绪以及如何抚育和照顾他人，其背后的科学事实便是女性的现实。她们对充分发挥自身潜力和利用女性大脑先天才能的需求在科学上变得越来越清晰。女性有一种生物学意义上的急迫性，即坚持要求新的社会契约能将女性和女性的需求纳入考量。我们的未来，以及我们的孩子们的未来，都有赖于此。

附录一　女性大脑和激素疗法

2002 年发表的女性健康倡议（WHI）和女性健康倡议记忆研究（WHIMS）中发现，接受特定类型激素治疗达 6 年的女性从 64 岁及以上年龄开始罹患乳腺癌、中风和阿尔茨海默病的风险略有增加。自那以后，针对女性的激素疗法（HT）完全陷入混乱状态。医生们针对之前告诉过女性患者关于激素治疗的内容有了巨大的改变，而那些夹在中间左右为难的医生和女性患者都有遭背叛的感受。

巨大的疑问仍然存在：绝经期间或之后是否服用激素。女性想要知道，对个人而言，服用激素的收益是否大于风险？因为在女性健康倡议研究中女性受试者的平均年龄为 64 岁，并且在绝经后 13 年没有服用任何激素，那么这样的研究结果是否适用于现在正经历更年期并且感到痛苦的 51 岁女性？　或者是否适用于 60 多岁，但断续有接受激素治疗的女性？女性还会想问：我的大脑中如果没有雌激素能适应吗？如果我不接受激素治疗，我的脑细胞是不是得不到保护？

由于妇女健康倡议的研究并非设计来回答有关激素治疗和如何保护女性大脑这样的问题，我们必须转向其他直接关注雌激素对大脑影响的研究。

雌激素对脑细胞和脑功能的影响已在实验室雌性啮齿类动物和灵长类动物中得到广泛研究。这些研究清楚地表明，雌激素能促进脑细胞的存活、生长和再生。其他以人类女性为受试者的研究也表明，随着年龄的增长，雌激素对神经元的生长和大脑功能的维持有很多好处。这些研究扫描了绝经后女性的大脑，其中一些人接受了激素治疗，其他受试者则没有。接受激素治疗的女性在以下区域避免了通常与年龄相关的脑萎缩：前额叶皮质（大脑中负责决策和判断的区域）、顶叶皮质（大脑中负责语言处理和听力技能的区域）和颞叶（大脑中负责某些情绪处理的区域）。鉴于这些积极的研究，许多科学家现在认为激素治疗应当被视为防止与年龄相关的大脑衰退的一种保护手段，只是这种看法与妇女健康倡议和妇女健康倡议记忆研究的发现相冲突。

值得注意的是，目前还没有雌激素疗法对那些在 51 岁左右更年期一开始就服用激素的女性大脑影响的长期研究。于 2005 年开始的克罗诺斯（Kronos）早期雌激素预防研究是由耶鲁大学的弗雷德·纳夫托林（Fred Naftolin）及其同事设计的，旨在研究 42 至 58 岁处于围绝经期和更年期的女性接受激素治疗的效果，其结果要到 2010 年之后的某个时间发表。在那之前，除了妇女健康倡议和妇女健康倡议记忆研究之外，我们还可以依靠哪些信息来做出自己的决定呢？

积极的一面是，始于 1958 年的一项美国对人类衰老进行得最长的科学研究，巴尔的摩衰老纵向研究发现激素治疗对大脑有很多好处。研究表明，接受激素治疗的女性在海马体和其他与语言记忆相关的大脑区域的相对血流量更大；与从未接受过激素治疗的女性相比，她们在语言和视觉记忆测试中的表现也更好。无论有无孕酮，激素疗法也有助于保护脑组织的结构完整性，防止随着年龄增长而出现的常见脑萎缩。

男性和女性的某些大脑区域衰老得会更快或更慢些，如同它们在生命早期会以不同的速度发育一样。我们知道，随着年龄的增长，男性的大脑比女性的大脑萎缩得更快。在诸如海马体这样的区域尤其如此；负责加速决策的前额叶白质；涉及面部识别的区域梭状回等。加州大学洛杉矶分校的研究人员发现，与未服用雌激素的绝经后女性相比，接受雌激素治疗的绝经后女性较少表现出抑郁和愤怒，并且在语言流畅性、听力和工作记忆测试中表现更好，而且她们的表现也优于男性。伊利诺伊大学的研究人员经过对比发现，从未接受激素治疗的女性所有大脑区域的萎缩程度都显著高于接受过激素治疗的女性。他们还发现，相较未接受激素治疗的女性，接受激素治疗时间越长的女性，脑灰质或脑细胞体积越大。女性接受激素治疗的时间越长，这些积极效应就会得到维持，甚至增强。

当然，每位女性都是一个个体，她的大脑不仅与男人的大脑不同，与其他女性的也不同。这种差异使得个体之间的大脑比较研究变得困难。绕开这一困难的一种方法是检查同卵双胞胎。瑞典的一项研究观察了成对的绝经后女性双胞胎，年龄跨度从 65 岁到 84 岁，其中一位接受了激素治疗，而另一位则在许多年的时间里没有接受过激素治疗。接受激素治疗的一方与其双胞胎姐妹相比在语言流利度和工作记忆测试中的得分更高。实际上，无论其接受的激素治疗的类型和时机如何，她们的认知障碍表现与没有接受激素治疗的一方相比减少了 40%。

　　加拿大的芭芭拉·舍尔温（Barbara Sherwin）也一直在研究雌激素对绝经后和子宫切除术后女性大脑的影响，时间长达 25 年多。在她的研究中，雌激素治疗显示出对在子宫切除手术后立即服用雌激素的健康、45 岁绝经妇女的言语记忆有保护作用。但是，对年龄更长的绝经后女性在子宫切除手术多年后给予雌激素则没有发现任何效果。这些发现表明，紧随绝经后是开始雌激素治疗的关键时期。舍尔温认为这些因素或许可以解释为什么在女性健康倡议记忆研究中没有发现激素治疗对认知老化的保护作用。

　　这些近期的关于激素疗法的大脑保护作用的研究，以及女性健康倡议和女性健康倡议记忆研究得出的矛盾结果，突出了当前围绕绝经后激素治疗和女性大脑的一些争议。

常见问题
当我经历更年期时大脑会发生什么变化？

　　严格说来，更年期本身只持续 24 小时，即最后一次月经后 12 个月的那一天，那之后的一天便是绝经后的开始。在绝经的那一天之前的 12 个月构成了所谓的围绝经期的最后几个月。在 40 到 45 岁时，女性大脑便开始步入围绝经期的早期阶段，即停经日前的 2 到 9 年。在这个阶段，由于某种原因，大脑开始对雌激素不再那么敏感。卵巢和大脑之间精确定时的对话开始变得混乱不清，控制月经周期的生理时钟渐渐磨损。这种敏感性差异导致月经周期的时间发生变化，而月经会开始提前一到两天来。它还可能导致月经血流量发生变化。随着大脑对雌激素的敏感性降低，卵巢可能会在某些月份尝试通过制造更多的雌激素来补偿，从而导致月经流量加大。大脑对雌激素敏感性的降低也可能引发一系列症状，这些症状每个月和每一年都在变化，从潮热和关节疼痛到焦虑、抑郁和性欲水平的变化。

　　抑郁是围绝经期中一个令人惊讶的常见问题，美国国家心理健康研究所的研究人员发现，围绝经期女性患抑郁症的风险是正常人的 14 倍。在围绝经期的后期，即月经停止的前两年，这一风险尤其高。为什么会这样呢？在雌激素变化最大的时期，通常由雌激素支持的神经化学物质和脑细胞，譬如血清素细胞已经受到干扰。这种围绝经期抑郁症如果程度是轻微的，有时仅仅通过使用雌激素便可以得到治疗。最重要的是，由于大脑雌激素和压力敏感度的变化，围绝经期的过渡可能是一段情绪不稳和易激惹的脆弱时期。抑郁可能会突然袭来，即使对于那些以前从未经历过的女性也是如此。

　　在没有任何现实生活悲剧的情况下，生活中缺乏快乐可能是由于大脑中雌激素水平低造成的，这转而又会降低神经化学物质，譬如有着提高情绪效应的血清素、去甲肾上腺素和多巴胺的水平。易激惹、精神不集中和疲乏可能是由雌激素水平低引起的，而睡眠不足会使情况变得更糟。许多围绝经期妇女的主要问题就是睡眠，无论她们是否有潮热症状。无论处于生命的哪个阶段，得不到充足的睡眠就不可能是健康的，当你的年龄超过 40 岁时尤其如此，睡眠对于大脑的更新疗愈是必不可少的。不幸的是，围绝经期雌激素不规律的变化会扰乱女性大脑的睡眠时钟。如果你连续几天睡不好觉，就很难集中注意力；你也可能变得比平时更加冲动和易怒，可能冲口而出你希望自己没有说过的话。因此，为了保护好人际关系，这实际上是紧闭双唇的好时机。根据我的经验，所有这些围绝经期症状通常可以通过结合使用雌激素、抗抑郁药、运动、饮食、睡眠以及辅助或认知疗法得到治疗。

一旦女性正式度过更年期，她的大脑便已经开始重新适应低雌激素水平。对于大多数女性来说，围绝经期的那些破坏性症状这时会开始减轻，但不幸的是，有一部分女性还要承受 5 年或更长时间的痛苦。一些女性会出现疲乏、情绪变化、睡眠中断、"精神模糊"和记忆力变化，超过 15% 的女性在绝经 10 年或更长时间后仍会出现潮热。大约 30% 的绝经后女性会有阶段性的情绪低落和抑郁，高达 80% 的女性会感觉疲乏，有疲乏症状的女性都应该检查一下自己的甲状腺。虽然不是全部，一些研究发现与年龄相关的认知功能，如短期记忆，在绝经后的前 5 年衰退更快。

在大多数情况下，随着卵巢逐渐退休，女性大脑会适应较低水平的雌激素。但是，如果绝经前妇女接受手术切除子宫和卵巢，她将不经历过渡期而直接进入更年期，雌激素和睾酮的突然流失会引发包括低体能、低自尊和性欲低下，以及伴随潮热的严重情绪和睡眠改变等症状。大多数接受全子宫切除术的女性如果在康复期，甚至手术前就开始接受雌激素替代疗法，就可以避免这些问题。正如芭芭拉·舍尔温所做的研究表明的那样，早期雌激素治疗对于保护子宫切除术后的记忆功能尤为重要。

我应当为自己的大脑考虑而服用激素吗？如果我这么做，又能做些什么以减低自己罹患中风和乳腺癌的风险？

现今大多数医生认为，每个女性都应该以自己在更年期或围绝经期的症状为指导。对于许多女性来说，激素疗法，尤其是持续使用雌激素，有助于稳定情绪并提高精神专注力和记忆力。一些女性说，雌激素疗法让她们恢复了敏锐的头脑，令她们感觉又变得聪明了。也有女性报告了令人不快的副作用，如月经出血、痉挛、乳房胀痛和体重增加，可能导致她们中断治疗。

那么迄今为止关于激素治疗的最佳建议是什么？美国食品和药物监督管理局现在建议，有更年期症状的女性在尽可能短的时间内服用最低剂量的激素，因为科学家认为较低剂量可能更安全。国际更年期学会（International Menopause Society）执行委员会的立场声明建议医生无须改变他们之前对绝经期妇女进行激素治疗的做法，也无须停止在激素治疗中表现良好的女性的治疗，因为女性健康倡议和女性健康倡议记忆研究没有针对更年期过渡期的女性进行研究。一些美国科学家，如耶鲁大学的弗雷德·纳夫托林（Fred Naftolin），非常担心医生们现在正剥夺女性在为时已晚之前服用雌激素进行预防的机会。他说：

"这些更年期症状是雌激素缺乏发出的警告，提醒我们需要检验通过及时的雌激素治疗来预防的想法。我们必须重新思考美国目前对因雌激素引发的更年期并发症的立场，从而为女性提供她们应该得到的治疗以及科学严谨性。"

一些研究表明，如果您已绝经超过 6 年，就失去了预防窗口期，而不应该开始激素治疗。最重要的是，每个女性都需要与从事激素治疗的专业医生就其个人风险和益处进行讨论。从事激素治疗研究长达 30 年的专家罗杰里奥·洛博（Rogerio Lobo）表示："适当使用激素在很大程度上缓解了人们对心血管疾病和乳腺癌风险增加的担忧。适量使用激素与治疗有更年期症状的较为年轻、健康的女性相关，也与使用低剂量的激素，随后改为仅用雌激素进行治疗相关。"

如果您的症状影响到您的生活质量，您可能需要考虑通过服用几年的激素来缓解自己的大脑以度过这一转变期。这不是一个关乎道德的问题，如果您碰巧属于庞大女性族群中的一员，在激素过渡期需要一些医疗帮助来发挥自己最好的表现，并不意味着您是一个软弱的人。不要觉得您今天做出的决定会让您在接下来的 40 年里都需要接受特定的治疗，在您度过了更年期过渡后可能会想要继续激素治疗，也可能不会。许多新的科学发现和新产品定期会面世，而制药业也在竞相开发类雌激素药物，为大脑和骨骼健康提供帮助的同时，又不会对女性的乳房、心脏、子宫和血管系统构成风险。还有许多非常有用的非激素和替代药物和治疗手段，包括运动、血清素再摄取抑制剂类药物、大豆、高蛋白 / 低热量饮食、维生素 E 和维生素 B 复合物、针灸、减压和冥想练习等。明智的做法是每 12 个月随时了解并重新评估您的决定。

如果您决定接受激素治疗，请为一段时间的试误做好准备，因为治疗反应之间差异很大，您将不得不用自己的身体尝试不同的治疗方法。一些激素治疗医生喜欢从使用生物同源性激素开始，这与您自己卵巢分泌的激素最为相似。如果由于某种原因这些无助于改善您的症状，则应当就其他类型激素的使用进行讨论；一些女性在服用合成类激素，或贴片、药片、凝胶、注射剂和微药丸时感觉会更好些。如果您仍然感觉不好或者没有改善，请不要放弃，可以向您的医生咨询在接下来的一两年内针对您症状的替代药物或添加药物，包括怡诺思（Effexor）、左洛复（Zoloft）或者百忧解（Prozac）等处方类血清素药物、草药治疗，或者运动和放松疗法等。实际上，您自己最了解自己的身体，可以以您自己的症状为指导。最重要的是，由于新的研究不断涌现，请计划每年与您的医生就您目前正在使用的治疗方法进行讨论。将就诊预约定在您生日前后的日子是个好主意，这样您就不会忘记。

科学家们认为，女性健康倡议和女性健康倡议记忆研究中所述接受激素治疗的女性罹患中风、阿尔茨海默病和心脏病概率稍高的主要原因之一是，在已经堵塞和正在老化的血管基础上服用雌激素会使心脏和大脑的血管状况变得更糟，尤其是这些女性中有许多是吸烟者。如果您决定接受激素治疗，请保持血压处于低水平，不要吸烟，每周至少进行 60 分钟的增加脉搏的心血管锻炼，保持低胆固醇水平，尽可能多吃蔬菜，服用维生素，减轻压力，增加社会支持。

实际上许多女性对激素治疗表达出的最大担忧是体重增加，而大脑功能没有改善，这也是全球各地女性停止治疗的主要原因。下丘脑控制着我们的食欲，由于更年期的许多变化都发生在大脑的这一区域，一些科学家推测食欲控制细胞受到了雌激素下降带来的不利影响。为了测试体重增加是否由激素治疗引起，挪威的研究人员研究了一万名年龄在 45 至 65 岁之间接受和未接受激素治疗的女性，他们的研究结果表明体重增加与激素治疗无关。相反，他们发现女性饮食和身体活动方面的变化可能与更年期下丘脑的变化有关，而那才是体重增加的原因。

关于激素治疗需要注意的一点：是否包含孕酮在内的雌激素治疗

需要注意的是，不包含孕酮在内的单纯雌激素疗法仅适用于接受过子宫切除术的绝经后妇女，这与包含孕酮在内的激素替代疗法不同，后者用于治疗仍然保有子宫的女性。其重要区别在于：包含孕酮在内的激素治疗可以防止雌激素造成的子宫内膜增厚，以及可能的癌细胞生长。孕酮可以结合雌激素以丸剂形式服用，或者将宫内节育器与孕酮或阴道凝胶一起使用。但是，孕酮似乎会抵消雌激素对女性大脑的一些积极影响。正如孕酮会逆转子宫中不需要的细胞的生长一样，它似乎也会逆转大脑中一些新连接的生长。因此，包含孕酮在内的激素疗法对大脑的益处是一个有争议的问题。如果女性因为子宫移除而可以接受单纯雌激素治疗，就可以得到她之前在月经周期的最佳阶段所获得的雌激素带来的所有益处，一直如此，而无须担心会引起经前期程综合征的孕酮。一些女性对孕酮不耐受但仍然保有子宫，则可以通过子宫扩张和刮除术，或者子宫内膜消融术每年去除子宫内膜，也可以每年对子宫内膜进行阴道超声检查，以确保它没有生长。接受最低剂量雌激素激素治疗的女性，即使她们仍然保有子宫，通常也不需要服用孕酮。

只有在绝经多年后，自然衰老过程才开始对女性大脑的功能产生显著影响。一些女性确实早在 50 岁时就开始出现记忆衰退，但通常不是大麻烦，激素疗法可能会，也可能不会有助于减缓记忆衰退。许多衰老过程会涉及血液供应减少和身体修复损伤能力的衰退。

　　现在我们已经清楚知晓，雌激素会使大脑中的血管保持健康。加州大学尔湾分校的研究人员发现，雌激素是通过提高大脑血管中线粒体的效率来做到这一点的，这或许可以解释为什么绝经前女性罹患中风的概率低于与她们同龄的男性。宾夕法尼亚州匹兹堡儿童医院的一项研究还发现，脑细胞损伤后死亡的方式存在性别差异。一种帮助脑细胞在缺氧状态下存活的分子谷胱甘肽在脑损伤后女性体内的水平会保持稳定，但在男性体内会下降高达 80%，导致更多的脑细胞死亡。或许男性和女性的脑细胞是遵从既定的有着性别特异性的生物学模式和途径以不同的方式死亡，这可能与女性比男性寿命更长的原因有关。

　　其他衰老过程也会表现出性别差异。例如，雌激素和孕酮似乎有助于修复和维持大脑各区域之间的连接线路。随着我们的大脑老化，以及身体停止修复这些连接，我们将会丢失脑白质，大脑处理和发送信息的速度会变慢，甚至不再工作。其结果是，一些信号会变得更弱，从而改变了我们老化中的大脑信息传递的途径、模式和速度。

　　一个经常明显减缓的过程是记忆提取，即使没有特定的疾病或痴呆症，这在老年大脑中也很常见。阿尔茨海默病是一组逐渐破坏脑细胞并损害精神功能的痴呆症中的一种，会在大脑中形成黏性斑块，降低脑细胞之间相互沟通的能力并最终杀死脑细胞。虽然男性比女性更容易出现与年龄相关的记忆丧失，但事实证明，绝经后女性患阿尔茨海默病的风险是男性的3倍。科学家们尚不了解这种性别差异的原因，但推测这或许与年长男性的大脑与没有接受激素治疗的绝经后女性的大脑相比睾酮和雌激素水平更高有关。对阿尔茨海默病动物模型大脑的一些仔细研究表明它们都存在雌激素水平不足。然而，即使在校正了女性平均寿命比男性更长的事实之后，为什么女性更容易感染这种疾病仍然是一个谜。

研究表明，当神经元仍然健康时，在更年期早期开始雌激素替代疗法可以降低患阿尔茨海默病的风险。但是，一旦疾病已经发展，或者在绝经几十年之后再开始雌激素治疗则没有任何益处。动物实验和人体研究的证据还表明，雌激素疗法可能能够延缓女性的痴呆症症状和大脑的衰老。雌激素疗法可能有助于预防某些女性阿尔茨海默病的想法很有吸引力，但仍有待证实。

对于女性，即使是那些已经度过更年期的女性来说，保持社会联系和支持是减少独居和变老压力的重要方式。女性对压力的反应与男性不同，她们从社会支持中获益更多。

许多活动可以对抗衰老对大脑的影响，约翰·霍普金斯大学的研究人员发现，65岁以上参加活动种类最多的女性和男性患痴呆症的概率最低。诸如健走和骑自行车一类的体育锻炼会有助益，而打牌等心理锻炼也会有帮助。随着我们身体的老化，在许多层面上保持活跃非常重要，个中关键或许在于多样性，而非强度。

应对另一种脑损耗：睾酮流失

不幸的是，对于更年期前后的女性来说，雌激素的流失并不是唯一的脑损耗。到 50 岁时，许多女性已经失去了高达 70% 的睾酮，这是因为不仅卵巢的分泌量在更年期减少了，而且为女性提供 70% 的雄性激素和睾酮的肾上腺，在她具备生育能力的时候会分泌出一种叫作脱氢表雄酮的前激素，此时的分泌量也大量减少，导致被称作"肾上腺绝经（肾上腺机能停滞）"的激素转变。绝经后，肾上腺虽然大幅减产，仍然为女性提供着超过 90% 的雄性激素和睾酮。实际上，男性和女性都会经历肾上腺睾酮和雄性激素流失，因为一些肾上腺细胞在 40 岁左右开始死亡。到 50 岁时，男性已经失去了一半的肾上腺睾酮和 60% 相当于他们年轻时睾丸所分泌的睾酮。因此，男性的性欲常常在这一年龄段减少。由于大脑需要睾酮来刺激性兴趣，绝经后睾酮的骤降会导致女性对性兴趣很少或者根本没有兴趣。

在成年的大部分时间里，男性分泌的睾酮量是女性的 10 到 100 倍，他们的睾酮水平在每毫升 300 至 1 000 皮克之间，而女性为 20 至 70 皮克每毫升。虽然男性睾酮从 25 岁时的最高水平开始平均每年下降 3%，到他们中年及以后仍然能保持在 350 皮克 / 毫升以上的水平，而每毫升 300 皮克是男性维持性兴趣所需的全部。激发女性性欲所需的睾酮量要少得多，但女性仍然需要足够的量以触发大脑中的性中心。女性年轻时的睾酮水平在 19 岁时达到最高值，到了 45 岁或 50 岁时，女性睾酮水平会下降高达 70%，许多女性的睾酮水平非常低。在这些情况下，就像一辆没油的汽车，下丘脑的性中心没有了点燃性欲和生殖器敏感度所需的化学燃料，性唤起的生理和心理引擎熄火了。

女性对性兴趣和性表现的抱怨在所有年龄段都极为常见，十分之四，也就是说将近一半的美国女性对性生活的某些方面不满意，在 40 到 50 岁之间，该数字攀升到了十分之六。处于围绝经期期间和之后的女性一些最普遍的抱怨是性兴趣和性唤起减少、难以达到性高潮、性高潮减弱，以及对身体接触或性接触的厌恶。数以百万计的女性突然之间发现她们的性欲消失了，而研究人员在世界各地都发现了惊人相似的模式。这种衰减的生物学原因来自于大脑中激素的深刻变化，从前浸泡着大脑的来自于卵巢的雌激素、孕酮和睾酮的激涌此时正完结。肾上腺和卵巢分泌的雄性激素和睾酮在青春期前后激增，并在女性 20 多岁和 30 岁初期时保持着高位，随后每年减少大约 2%，到 70 岁或 80 岁时，我们只有 5% 相当于 20 岁时的水平。从生命的第三个十年开始，女性性欲便随着年龄的增长而下降，切除卵巢的女性这种情况尤其普遍。

女性的性行为和性兴趣在第四和第五个十年开始减少。大多数有性伴侣的更年期女性仍然会继续发生性行为。养老院的一些研究表明，70 至 90 岁的女性中四分之一仍然有手淫行为。对于那些经历过性兴趣下降且希望再次恢复的人来说，使用凝胶、乳霜或药丸将睾酮恢复到更年轻的水平可能会有所帮助。但是，医学界直到最近都很少关注女性睾酮缺乏症。相反，医生们担心女性可能有过多

女性大脑

这种在传统上与男子气概相关的化学物质，从而发育出不自然的男性特征，如面部毛发、攻击性和低沉的声音。在很大程度上正是由于这种偏见，直到最近几年，几乎无人关注睾酮过少给女性带来的真实而令人不安的影响。

如何处理性抱怨以及如何获得帮助

那些在女权主义和各种性解放文化中及在其中长大的人认为，女性有权利享受火辣、热情且有令人满意的高潮的性。在过去的二三十年里，昔日传统观念中端庄娴静、唯有酒精助兴才可被诱惑或放松下来的女性形象，已经被容易唤起、性欲旺盛甚至是主动猎艳取而代之，但这种新女性如同之前缄言默语的旧女性一样，都是小说中的虚构人物。不幸的是，实际上许多女性在更年期开始时就发现，良好的性生活不仅难寻，而且对她们身体上来说也具有挑战性、几乎不可能，或者对她们来说性已经没有吸引力。我们可能突然之间发现自己要与性欲低下甚至没有性欲、性唤起问题，或者无法达到性高潮做斗争，至少可以说，更年期身体上的变化是令人惊讶和沮丧的。每天在诊所里我都能看到有这些问题的女性，我的患者们抱怨说，她们很难找到一位对女性性反应拥有渊博知识的医生，能清楚阐明它如何随激素的改变，以及个体间的不同而变化，并且在女性生命过程中如何发生巨大的改变。直至今日，大多数医学院都没有开设女性性反应的必修课。

即使是专长于腰部以下身体各部位的妇科医生，对有性问题的女性也很少能给出答案，而且往往找不到导致她们症状的生理原因。因此，他们倾向于不理会这些问题，将其视为"那仅仅只是年龄更长的部分影响"，而忽视了它们可能对女性人际关系和生活质量造成的恶果。精神科医生和夫妻治疗师同样无法提供帮助，他们倾向于认为一切问题都在于头脑中的思想，源于人际关系中的压力或是亲密关系中长期存在的问题。对这些问题的一个典型应对是进行精神分析，将患者困在诊室的沙发上长达 7 到 10 年，试图探寻她对于性的不自然"冷漠"或心理"抗拒"的根源。这种方法大多数时候在方向上是错误的，因为女性在生命的这一阶段会有这些感觉的原因不是源于某种心理冲突，而只是对体内激素变化的一种正常的生理和心理反应。

恢复女性性欲的关键之一是睾酮替代疗法，研究人员在几十年前就发现它有效，但美国医学界普遍忽略或遗忘了这一信息。早在 1970 年代，芝加哥大学的医生试验性地给了乳腺癌的女性患者大量睾酮。他们的想法是以这种激素来降低女性体内会促进癌症的雌激素水平。这一目的没有达到，但受试者体验到了性欲和性高潮能力巨大增长。麦吉尔大学的芭芭拉·舍尔温在 1980 年代也看到了同样的效果。舍尔温给切除了卵巢的女性以睾酮替代，那些没有服用这种激素的人报告说她们的性欲急剧下降；而那些接受治疗的人则报告说她们的性兴趣很快就恢复了。

一些研究终于开始从腹股沟以上的角度看待女性性功能障碍的治疗方法，将目标对准了女性大脑中与愉悦和欲望相关的那些中枢。真正有效的治疗，睾酮替代疗法终于逐渐被接受。近年来，睾酮补充剂已成为一种广受欢迎的男性治疗方案。但直到最近，医生才开始为女性患者配发睾酮凝胶、贴片和乳膏用药。自 1994 年以来，我一直在对女性患者采用睾酮替代治疗，结果大多是积极的。

当女性抱怨性欲低下时，睾酮替代疗法通常会将她们的性兴趣恢复到正常水平。我们知道，通过给予睾酮，我们可以增加女性手淫的冲动并缩短她达到性高潮的时间，但不一定会增加她对伴侣性行为的渴望。对于一些女性来说，睾酮可以显著提高性兴趣，但这种激素可能不是我们曾经认为能提高所有女性性兴趣的万灵丹。甚至男性也发现睾酮或万艾可并不如制药公司承诺的那般神奇。但是，当男性或女性体内的睾酮水平几乎无法测量甚至为零时，毫无疑问这可能是他们出现性功能障碍的原因，男性和女性遇到这种情况都可以通过睾酮疗法得到治疗。抱怨缺乏性兴趣的女性，无论她们处于绝经前还是绝经后，都值得尝试一下睾酮，如同大多数医生会给他们的男性患者开出睾酮处方一样。

除了对大脑性中枢的影响外，睾酮还能促进精神敏锐度，还有肌肉和骨骼的生长。不利的一面是，它会导致头发稀疏、粉刺、体臭、面部毛发生长和声音低沉。但是睾酮对大脑带来的这些影响：提高精神集中力、更好的情绪、更多的精力和性兴趣，是许多服用睾酮的男性和女性表示他们愿意承担一些不良风险的原因。

附录二　女性大脑和产后抑郁症

10% 的女性大脑会在生产后第一年内变得抑郁。出于某种原因，这 10% 的女性的大脑在经历分娩后激素发生的巨大变化后无法完全重新平衡。产后精神障碍演变的范围可能从产后忧郁到精神病，但最常见的是产后抑郁症。患有这种疾病的女性被认为由于体内激素的变化而导致针对抑郁的遗传易感性增加。弗吉尼亚联邦大学的肯·肯德勒（Ken Kendler）发现，女性对尤其会在产后出现的周期性性激素的反应中可能存在改变抑郁风险的基因。这些基因会影响女性患重度抑郁症的风险，但不会对男性产生影响，因为男性缺乏相关的激素变化。这些结果表明雌激素和孕酮的变化在诱发产后抑郁症女性的情绪症状中起了作用。

这 10% 的女性似乎因多种原因而出现产后抑郁。大脑在怀孕期间已经对压力反应踩过几次"刹车"，只是在孩子出生后，突然刹车失灵了。对于其他 90% 的女性来说，大脑可以恢复正常的压力反应，但对于易患产后抑郁的女性来说，她们的大脑无法做到这一点。易患产后抑郁的女性的大脑最终会对压力过度反应，因而体内会分泌过多的应激激素皮质醇。她的惊吓反射会增强，变得紧张不安，一些小事在她看来都像是大问题。她会对婴儿过度警觉，过度兴奋，夜间哺乳后无法再次入睡。即使她已经精疲力竭，也会整日整夜紧张不安地走来走去，就像手指被插进了带电的灯座里一样。

一些广为人知的产后抑郁症预测因素包括：之前有过抑郁、怀孕期间出现过抑郁、缺乏适当的情感支持，以及家庭压力大。面对新的母亲角色，患有产后抑郁症的女性也在为自己的身份认同而苦苦挣扎。她们会表达出作为个体不知道自己是谁的失落感，因为对自己孩子的责任感而不堪重负，承受着会被无法给她们足够支持的伴侣和亲近的人抛弃的感觉，无理由地担心着自己的孩子会死去，以及母乳喂养的问题。她们觉得自己是"坏妈妈"，却从不会责备自己的孩子。大多数母亲不愿谈论自己的感受，并将自己的情绪视为个人弱点而不是疾病的标志。她们竭力保持着与自己伴侣之间的平等，努力让父亲参与照顾孩子。

过渡到为人父母往往伴随着抑郁和压力，这是一种全新的生活和现实，因而被新的体验震撼到的感觉是可以理解的。此外，在不到一年的时间里，母亲们体内的激素剧变已经给她们的现实带来了几番量子级的改造，对抑郁和压力易感的女性可能更难从这些转变中重新取得平衡。而如果您在重新取得平衡方面遇到困难，那么您挑剔的孩子和无法入睡只会增加您患抑郁症的脆弱性。对于一些女性来说，这些压力感受直到产后 12 个月才会达到顶峰。此外，产后抑郁症的那些症状常常会被隐藏起来，女性感到羞耻，因为她们被期望在孩子出生时表现出很幸福。因此，重要的是要了解产后抑郁情绪的复杂性，她们要努力重新平衡大脑中的激素，获得新的身份认同，还要面对母乳喂养、睡眠、孩子和伴侣等的问题。

一些科学家认为母乳喂养可能对某些女性的产后抑郁有保护作用。在哺乳期间，母亲们对几种类型的压力源表现出了更低的神经内分泌和行为反应，除了那些对婴儿可能构成威胁的压力源之外。这种从无关刺激中过滤出相关刺激的能力被认为是对母婴组合的适应，而无法过滤压力刺激可能与产后抑郁症的发展有关。

好消息是治疗是可行且有效的。大脑中有助支持情绪和幸福感的化学物质，譬如血清素在分娩后会处于低水平，而在抑郁的母亲产后大脑中出现大量缺失。药物和激素能帮助她们的大脑恢复正常。来自于产后抑郁症专家针对症状严重患者的一个共识性建议是，将抗抑郁药物与其他治疗方式相结合，譬如支持性谈话疗法。

附录三 女性大脑和性取向

性取向是如何在女性大脑中连接的？女性大脑中存在许多导致个人化技能和行为的变异。我们的基因变异和胎儿发育过程大脑中存在的激素是女性大脑的基石。然后，生活经历会影响我们特定的女性大脑回路，以强化个体差异。在女性中会连续显现的一种变异是同性之间的浪漫吸引力。据估计，这发生在 5% 到 10% 的女性人口中。

女性大脑被同性吸引预置的可能性只有男性大脑的一半。因此，男性成为同性恋的可能性是女性的两倍。从生物学意义上看，遗传变异和激素同时暴露于男性和女性大脑中被认为会导致出现同性吸引，但在女性中的起源似乎与男性不同。已经有了很多大脑研究针对男性同性恋和异性恋之间差异进行，直到最近才开始出现对女性的研究。与男性相比，女性的性取向更具有连续性，因而女性中报告有双性恋兴趣者更多。社会心理学研究还表明，女同性恋者比男同性恋者拥有更高的自尊和生活质量，这可能是因为从社交意义上看，女同性恋者比男同性恋者更容易。

性取向似乎不是有意识的自我标识问题，而是大脑接线的问题。一些在家庭和双胞胎中开展的研究为男性和女性性取向的遗传成分提供了明确的证据。我们知道，产前暴露于异性激素环境中，譬如基因为女性的大脑中的睾酮，会导致神经系统和大脑回路沿着更加典型的男性路线发育，这种产前激素环境对诸如打斗游戏和性吸引力等行为特征具有持久影响。

在一项针对在子宫内暴露于较高水平睾酮的女性研究中，将核心性别认同和性取向与童年性别角色行为回忆一起进行了评估。与胎儿期没有暴露于睾酮的女性相比，她们回忆起童年更多典型的男性游戏行为，这些女性也报告了更多的同性吸引，且更有可能是同性恋或双性恋。

一项研究检查了同性恋与异性恋女性之间大脑接线的差异，如同她们在"惊跳反射"中所表明的那样。他们发现同性恋女性的惊吓反应水平较低，其程度与大多数男性类似，这表明异性恋女性和同性恋女性之间的大脑接线存在差异。同性恋女性与异性恋女性相比听觉反应较为不敏感，而这也是一种典型的男性模式。在语言流利度测试中，女性大脑的表现通常优于男性大脑。同性恋女性在语言流利测试中的得分表现出与性别相反的转变，得分区间处于男性与女性之间，被认定为偏"男性化"与偏"女性化"的同性恋女性表现出介于男性和女性之间的一系列分数。异性恋女性在语言流利度测试中的总体得分高于同性恋女性。这表明大脑回路的这些差异显现在女性大脑中是连续的。这些科学发现表明，女性大脑中性取向的连接发生在胎儿发育过程中，遵循其个体基因和性激素所制定的蓝图，那之后，她的大脑接线的行为表达再受到环境和文化的影响和塑造。

附录四 女性人生的各个阶段

女性人生的各个阶段

激素能决定大脑对做什么感兴趣，它们有助于指导养育、社交、性和攻击性行为。它们可能会影响你是否健谈、是否喜欢调情、举办或者参加聚会、写感谢信、计划孩子游戏的日期、拥抱、注重仪表、担心伤害他人的感情、好斗、手淫和发起性行为等。

女性生命的 各个阶段	主要激素变化	女性拥有而男性没有的是什么
胎儿	大脑生长和发育不受形成男性大脑的高睾酮水平影响	脑细胞的染色体是XX，这意味着有更多的基因加速大脑和女性特定的大脑回路的发育
童年	在 1 至 24 个月期间雌激素会大量分泌，随后是幼年停顿期激素关闭	出生后长达 2 年的高雌激素水平
青春期	雌激素，孕酮和睾酮增加，并开始每月一次的循环	更多的雌激素和更少的睾酮，女孩的大脑发育比男孩早 2 年
性成熟期，单身女性	雌激素，孕酮和睾酮一个月当中每天都在变化	更注重人际关系，寻找终身伴侣，选择职业，或者适合养家的工作
怀孕	孕酮，雌激素大量增加	更多关注于筑巢建家，以及家庭如何得到供养，较少关注职业和竞争
母乳哺育	催产素，催乳素	更加专注于婴儿

续表

女性生命的各个阶段	主要激素变化	女性拥有而男性没有的是什么
育儿	催产素，雌激素，孕酮和睾酮的循环	对性的兴趣减少，更多担心孩子
围绝经期	不规律地循环雌激素，孕酮和睾酮	对性的兴趣起伏不定，睡眠不稳定，更常感觉疲乏，忧虑，情绪不佳，潮热和易激惹
更年期	低雌激素和无孕酮，高水平的促卵泡生成激素／促黄体生成激素	最后一次由激素引起的大脑急剧改变
绝经后	低水平，稳定的雌激素和睾酮	更加冷静

女性特定的大脑改变	现实改变
女性大脑中处理沟通、直觉、情绪记忆和抑制愤怒的回路有增无减，因为周边没有如男性大脑中的高水平睾酮杀死所有这些细胞	更多处理沟通，读取情绪，社交细微差别，抚育技能的大脑回路；能够使用双侧大脑
语言和情绪回路得到增强	主要兴趣在于与其他女孩而非男孩玩耍
敏感度增加，以及压力，语言，情绪和性回路生长	主要兴趣在于性吸引力，不顾一切恋爱的兴致，逃避父母
决策和情绪回路更早成熟	主要兴趣在于找寻伴侣，爱情，职业发展
压力回路被抑制；孕酮使大脑平静；大脑萎缩；来自胎儿和胎盘的激素接管大脑和身体	主要兴趣在于身体健康，应对疲乏，恶心和饥饿，以及不对胎儿造成伤害；在工作场所的生存；以及规划产假

续表

女性特定的大脑改变	现实改变
压力回路依然受到抑制；性和情感回路被对婴儿的照料劫持	主要关注于应对疲乏，乳头酸痛，母乳分泌，如何顺利度接下来的一天
母育攻击性，压力，忧虑和情感联结大脑回路功能增强	主要兴趣在于孩子的福祉、发育、教育和安全；应对增加的压力和工作量
在某些大脑回路中对雌激素的敏感度降低	主要兴趣在于日复一日的生存，以及应对身体和情绪的起伏
那些由雌激素，催产素和孕酮助燃的大脑回路活力下降	主要兴趣在于保持健康，提高幸福感以及拥抱新的挑战
大脑回路较少应对压力，较少情绪化	主要兴趣在于做自己想要做的事；对照顾他人的兴趣降低

附录五　小辞典

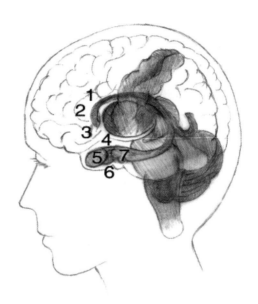

1. 前扣带回皮质（ACC）：权衡选项，做出决定。它是忧虑中枢，女性比男性大。

2. 前额叶皮质（PFC）：控制情绪并防止情绪失控的女王。它会给杏仁核刹车。女性更大，且青少年时期女孩的成熟速度比男孩快一到两年。

3. 脑岛：处理直觉的中枢。在女性大脑中更大更活跃。

4. 下丘脑：激素交响曲的指挥；让性腺开始有效运转。女性在青春期会更早泵送。

5. 杏仁核：内心的野兽；本能的核心，只有前额叶皮质才能将之驯服。男性较大。

6. 垂体：分泌出促进生育、哺乳产奶和养育行为的激素。帮助打开妈妈大脑。

7. 海马体：如同一头永远不会忘记某次争斗、忘记某次浪漫的邂逅或者某个温柔时刻的大象，也不会让你就此放下。在女性大脑中更大也更活跃。

神经激素角色"演员表"

（换言之，激素如何影响女性大脑）

你的医生知道的那些

雌激素——女王：强大，有控制力，全身心投入；有时包揽一切业务，有时又是一个咄咄逼人的诱惑高手；令大脑感觉良好的化合物，诸如多巴胺、血清素、催产素、乙酰胆碱和去甲肾上腺素的朋友。

孕酮——隐于背景中，但它是雌激素的强大姐妹；间歇性出现，有时是逆转雌激素效应的风暴云；其他时候是缓和剂；别孕烯醇酮之母（大脑的安定，即镇静剂）。

睾酮——快速，果敢自信，专注，全力以赴，阳刚；有力的诱惑者；攻击性，冷酷无情；没时间搂搂抱抱。

你的医生可能不知道,但仍然会影响女性大脑的那些

催产素——一只毛茸茸的、发出咕噜咕噜满足声音的小猫；惹

人怜爱，养育，大地母亲；《绿野仙踪》里的好女巫格林达；从帮助他人和服务他人中找到乐趣；血管升压素（男性社交激素）的姐妹，雌激素的姐妹，多巴胺（另一种令大脑感觉良好的化学物质）的朋友。

皮质醇——被烤焦，疲惫不堪，压力过大；身体和情绪上都高度敏感。

血管升压素——深藏不露，隐身背景中，微妙带攻击性的男性能量；睾酮的兄弟，催产素的兄弟（如同催产素一样，让你想以一种积极的男性方式连接）。

脱氢表雄酮——所有激素的蓄水池；无所不在，四处弥漫，令生命的迷雾持续；充满活力；睾酮和雌激素的父亲和母亲，绰号为"母亲激素"，激素界的宙斯和赫拉；年少时盛行，年老时衰退至无影无踪。

雄烯二酮——睾酮在卵巢中的母体；机智俏皮的供应商；年轻时精力充沛，在更年期衰退，与卵巢一起死亡。

别孕烯醇酮——孕酮的奢华，抚慰，和缓的女儿；没有它，我们会变得乖戾暴躁；它是镇静、沉稳、松弛的；能中和任何压力，但一旦它离开，一切复归易激惹的戒断反应状态；在女性月经开始前的三四天，它的突然离开便带来经前期综合征的核心故事。

致谢

　　本书始于我在加州大学伯克利分校、耶鲁大学、哈佛大学和伦敦大学学院求学期间，所以我要感谢那些年对我思想影响最大的老师和同学：弗兰克·比奇（Frank Beach）、米娜·比塞尔（Mina Bissel）、亨利·布莱克（Henry Black）、比尔·拜纳姆（Bill Bynum）、丹尼斯·查尼（Dennis Charney）、马里恩·戴蒙德（Marion Diamond）、玛丽莲·法夸尔（Marilyn Farquar）、卡罗尔·吉利根（Carol Gilligan）、保罗·格林加德（Paul Greengard）、汤姆·古泰尔（Tom Guteil）、莱斯·哈文斯（Les Havens）、弗洛伦斯·哈塞尔廷（Florence Haseltine）、玛乔丽·海耶斯（Marjorie Hayes）、彼特·霍尼克（Peter Hornick）、斯坦利·杰克逊（Stanley Jackson）、瓦莱丽·雅各比（Valerie Jacoby）、凯瑟琳·凯尔斯（Kathleen Kells）、凯西·凯利（Kathy Kelly）、艾德里安·拉金（Adrienne Larkin）、霍华德·列维廷（Howard Levitin）、梅尔·刘易斯（Mel Lewis）、夏洛特·麦肯齐（Charlotte McKenzie）、大卫·曼恩（David Mann）、丹尼尔·马齐亚（Daniel Mazia）、威廉·迈斯纳（William Meissner）、乔纳森·穆勒（Jonathan Muller）、弗雷德·纳夫托林（Fred Naftolin）、乔治·帕拉德（George Palade）、罗伊·波特（Roy Porter）、雪莉·瑞恩（Sherry Ryan）、卡尔·萨尔兹曼（Carl Salzman）、莱昂·夏皮罗（Leon Shapiro）、里克·谢尔顿（Rick

Shelton）、冈特·斯滕特（Gunter Stent）、弗兰克·托马斯（Frank Thomas）、珍妮特·汤普森（Janet Thompson）、乔治·威兰特（George Vaillant）、罗杰·华莱士（Roger Wallace）、克莱德·威尔森（Clyde Willson）、弗雷德·威尔特（Fred Wilt）和理查德·沃尔海姆（Richard Wollheim）。

在我任教于哈佛大学和加州大学旧金山分校期间，我的思想受到了布鲁斯·艾姆斯（Bruce Ames）、科里·巴格曼（Cori Bargmann）、雷吉娜·卡斯帕（Regina Casper）、弗朗西斯·克里克（Francis Crick）、玛丽·达尔曼（Mary Dallman）、赫伯·戈尔丁斯（Herb Goldings）、黛博拉·格雷迪（Deborah Grady）、乔尔·克莱默（Joel Kramer）、费尔南德·拉布里（Fernand Labrie）、珍妮·莱文塔尔（Jeanne Leventhal）、辛迪·梅隆（Sindy Mellon）、迈克尔·梅策尼奇（Michael Merzenich）、约瑟夫·莫拉莱斯（Joseph Morales）、尤金·罗伯茨（Eugene Roberts）、劳雷尔·塞缪尔（Laurel Samuels）、卡拉·沙茨（Carla Shatz）、斯蒂芬·斯塔尔（Stephen Stahl）、伊莱恩·斯托姆（Elaine Storm）、马克·泰西尔－拉维尼（Marc Tessier-Lavigne）、丽贝卡·特纳（Rebecca Turner）、维克多·维奥（Victor Viau）、欧文·沃尔科维茨（Owen Wolkowitz）和查克·英凌（Chuck Yingling）的影响。

我在妇女和少女情绪和激素诊所的同事、员工、住院医师、医学生和患者们在许多方面为这项工作做出了贡献，他们是丹妮丝·艾伯特（Denise Albert）、拉亚·阿尔穆夫提（Raya Almufti）、艾米·柏林（Amy Berlin）、凯茜·克里斯滕森（Cathy Christensen）、凯伦·克里夫（Karen Cliffe）、艾莉森·杜普（Allison Doupe）、朱迪·伊斯特伍德（Judy Eastwood）、路易丝·福雷斯特（Louise Forrest）、艾德丽安·弗拉蒂尼（Adrienne Fratini）、林恩·格雷西（Lyn Gracie）、玛西·霍尔-门内斯（Marcie Hall-Mennes）、史蒂夫·汉密尔顿（Steve Hamilton）、凯特琳·哈瑟（Caitlin Hasser）、丹娜·赫希（Dannah Hirsch）、苏茜·霍宾斯（Susie Hobbins）、法蒂玛·伊玛拉（Fatima Imara）、洛里·拉文塔尔（Lori Lavinthal）、凯伦·里欧（Karen Leo）、莎娜·利维（Shana Levy）、凯瑟琳·马卢（Katherine Malouh）、法伊娜·诺索洛沃（Faina Nosolovo）、莎拉·普莱菲特（Sarah Prolifet）、珍妮·圣·皮埃尔（Jeanne St. Pierre）、维罗妮卡·萨利赫（Veronica Saleh）、莎朗·斯玛特（Sharon Smart）、阿拉·斯皮瓦克（Alla Spivak）、伊丽莎白·斯普林格（Elizabeth Springer）、克莱尔·威尔科克斯（Claire Wilcox）和艾米丽·伍德（Emily Wood）。

我还要感谢兰利波特精神病学研究所和加州大学旧金山分校的其他同事、学生和工作人员，非常感激他们做出的贡献，他们是艾莉森·阿德考克（Alison Adcock）、瑞吉娜·阿玛斯（Regina Armas）、吉姆·阿斯普（Jim Asp）、蕾妮·宾德（Renee Binder）、凯瑟琳·毕晓普（Kathryn Bishop）、迈克·毕晓普（Mike Bishop）、阿拉·博里克（Alla Borik）、卡罗尔·布罗茨基（Carol Brodsky）、玛丽·卡菲（Marie Caffey）、林·瑟勒斯（Lin Cerles）、罗宾·库珀（Robin Cooper）、海尔·德巴斯（Haile Debas）、安德里亚·迪罗基（Andrea DiRocchi）、格伦·埃利奥特（Glenn Elliott）、斯图·艾森德拉斯（Stu Eisendrath）、莱昂·爱泼斯坦（Leon Epstein）、劳拉·埃瑟曼（Laura Esserman）、艾伦·哈勒（Ellen Haller）、迪克西·霍宁（Dixie Horning）、马克·雅各布斯（Marc Jacobs）、南希·卡尔特雷德（Nancy Kaltreider）、大卫·凯斯勒（David Kessler）、迈克尔·基尔希（Michael Kirsch）、劳雷尔·科佩尼克（Laurel Koepernick）、里克·兰农（Rick Lannon）、贝弗·莱尔（Bev Lehr）、笛卡尔·李（Descartes Li）、乔纳森·利希特马赫（Jonathan Lichtmacher）、伊莱恩·库珀·朗纳根（Elaine Cooper Lonnergan）、艾伦·路易（Alan Louie）、特蕾莎·麦金尼斯（Theresa McGinness）、罗伯特·马伦卡（Robert Malenka）、查理·马尔马尔（Charlie Marmar）、米里亚姆·马丁内斯（Miriam Martinez）、克雷格·尼尔森（Craig Nelson）、金·诺曼（Kim Norman）、查德·彼得森（Chad Peterson）、安妮·波里尔（Anne Poirier）、阿斯特丽德·普拉卡茨（Astrid Prackatzch）、维克多·雷乌斯（Victor Reus）、约翰·鲁宾斯坦（John Rubenstein）、布赖娜·西格尔（Bryna Segal）、林恩·施罗德（Lynn Shroeder）、约翰·西科尔斯基（John Sikorski）、苏珊·斯米加（Susan Smiga）、安娜·斯皮尔福格尔（Anna Spielvogel）、大卫·泰勒（David Taylor）、拉里·泰科特（Larry Tecott）、蕾妮·瓦尔迪兹（Renee Valdez）、克雷格·范·戴克（Craig Van Dyke）、马克·范·扎斯特罗（Mark Van Zastrow）、苏珊·沃格尔迈尔（Susan Voglmaier）、约翰·杨（John Young）和伦纳德·泽根斯（Leonard Zegans）。

非常感谢阅读并评论本书草稿的人：卡罗琳·巴尔肯霍尔（Carolyn Balkenhol）、玛西娅·巴里纳加（Marcia Barinaga）、伊丽莎白·巴伦德斯（Elizabeth Barondes）、戴安娜·布里增蒂妮（Diana

女性大脑

Brizendine）、苏·卡特（Sue Carter）、莎拉·切耶特（Sarah
Cheyette）、黛安·西林乔内（Diane Cirrincione）、特蕾莎·克里维洛
（Theresa Crivello）、詹妮弗·卡明斯（Jennifer Cummings）、帕特·多
德森（Pat Dodson）、珍妮特·杜兰特（Janet Durant）、杰伊·吉德
（Jay Giedd）、梅尔·格伦巴赫（Mel Grumbach）、丹娜·赫希
（Dannah Hirsch）、莎拉·赫迪（Sarah Hrdy）、辛西娅·肯扬
（Cynthia Kenyon）、艾德丽安·拉金（Adrienne Larkin）、裘德·蓝恩
（Jude Lange）、吉姆·莱克曼（Jim Leckman）、路易莎·扬斯
（Louisa Llanes）、瑞秋·扬斯（Rachel Llanes）、埃莉诺·麦科比
（Eleanor Maccoby）、朱迪思·马丁（Judith Martin）、黛安·米德尔
布鲁克（Diane Middlebrook）、南希·米利肯（Nancy Milliken）、凯
茜·奥尔尼（Cathy Olney）、琳达·帕斯坦（Linda Pastan）、丽
兹·珀尔（Liz Perle）、丽莎·奎恩（Lisa Queen）、瑞秋·洛基基
（Rachel Rokicki）、达娜·斯拉特金（Dana Slatkin）、米利森特·汤
姆金斯（Millicent Tomkins）和玛娜·韦斯曼（Myrna Weissman）。

这本书得以成书特别受益于下列人员的研究、著作和建议：马
蒂·阿尔特姆斯（Marty Altmus）、亚瑟·阿隆（Arthur Aron）、西
蒙·巴伦－科恩（Simon Baron-Cohen）、吉尔·贝克尔（Jill
Becker）、安德烈亚斯·巴特尔斯（Andreas Bartels）、露西·布朗
（Lucy Brown）、大卫·巴斯（David Buss）、拉里·卡希尔（Larry
Cahill）、安妮·坎贝尔（Anne Campbell）、苏·卡特（Sue Carter）、
李·科恩（Lee Cohen）、苏珊·戴维斯（Susan Davis）、海伦·费雪
（Helen Fisher）、杰伊·吉德（Jay Giedd）、吉尔·戈德斯坦（Jill
Goldstein）、梅尔·格伦巴赫（Mel Grumbach）、安迪·盖伊（Andy

Guay)、梅丽莎·海因斯（Melissa Hines）、南希·霍普金斯（Nancy Hopkins）、莎拉·赫迪（Sarah Hrdy）、汤姆·英塞尔（Tom Insel）、鲍勃·贾菲（Bob Jaffe）、玛莎·麦克林托克（Martha McClintock）、艾琳·麦克卢尔（Erin McClure）、埃莉诺·麦考比（Eleanor Maccoby）、布鲁斯·麦克尤恩（Bruce McEwen）、迈克尔·米尼（Michael Meaney）、芭芭拉·帕里（Barbara Parry）、唐·普法夫（Don Pfaff）、凯茜·罗卡（Cathy Roca）、大卫·鲁比诺（David Rubinow）、罗伯特·萨波尔斯基（Robert Sapolsky）、彼得·施密特（Peter Schmidt）、尼罗·沙（Nirao Shah）、芭芭拉·舍尔温（Barbara Sherwin）、伊丽莎白·斯皮尔克（Elizabeth Spelke）、雪莱·泰勒（Shelley Taylor）、克里斯汀·乌夫纳斯-莫贝里（Kristin Uvnäs-Moberg）、桑德拉·威特尔森（Sandra Witelson）、山姆·严（Sam Yen）、金佰利·扬克斯（Kimberly Yonkers）和伊丽莎白·扬（Elizabeth Young）。

还要感谢过去几年间与我就女性大脑进行过热烈且有影响力的对话的支持者：布鲁斯·艾姆斯（Bruce Ames）、乔瓦娜·艾姆斯（Giovanna Ames）、伊丽莎白·巴伦德斯（Elizabeth Barondes）、杰西卡·巴隆德斯（Jessica Barondes）、琳恩·克里里奇·贝尼奥夫（Lynne Krilich Benioff）、雷维塔·鲍尔斯（Reveta Bowers）、拉里·埃里森（Larry Ellison）、梅兰妮·克拉夫特·埃里森（Melanie Craft Ellison）、凯茜·芬克（Cathy Fink）、史蒂夫·芬克（Steve Fink）、米尔顿·弗里德曼（Milton Friedman）、霍普·弗莱（Hope Frye）、唐娜·弗斯（Donna Furth）、艾伦·戈德堡（Alan Goldberg）、安迪·格罗夫（Andy Grove）、伊娃·格罗夫（Eva Grove）、安

妮·霍普斯（Anne Hoops）、杰里·詹波尔斯基（Jerry Jampolsky）、洛琳·鲍威尔·乔布斯（Laurene Powell Jobs）、汤姆·科恩伯格（Tom Kornberg）、乔什·莱德伯格（Josh Lederberg）、玛格丽特·莱德伯格（Marguerite Lederberg）、黛博拉·莱夫（Deborah Leff）、莎朗·阿戈皮恩·麦洛蒂安（Sharon Agopian Melodia）、香农·奥罗克（Shannon O'Rourke）、朱迪·拉波波特（Judy Rapoport）、珍妮·罗伯逊（Jeanne Robertson）、桑迪·罗伯逊（Sandy Robertson）、琼·瑞恩（Joan Ryan）、达格玛·塞尔（Dagmar Searle）、约翰·塞尔（John Searle）、盖伦·史塔林（Garen Staglin）、莎莉·史塔林（Shari Staglin）、米利森特·汤姆金斯（Millicent Tomkins）、吉姆·沃森（Jim Watson）、梅雷迪思·怀特（Meredith White）、芭芭拉·威伦堡（Barbara Willenborg）、玛丽莲·亚洛姆（Marilyn Yalom）和乔迪·科恩伯格·伊而里（Jody Kornberg Yeary）。

我还要感谢支持过我工作的个人和私人基金会：琳恩·贝尼奥夫（Lynne Benioff）和马克·贝尼奥夫（Marc Benioff）、拉里·埃里森（Larry Ellison）、劳伦斯·埃里森医学基金会、加州大学旧金山分校国家女性健康卓越中心、奥舍（Osher）基金会、Salesforce.com基金会、史塔林（Staglin）心理健康家庭音乐节、斯坦利（Stanley）基金会和加州大学旧金山分校精神病学系。

这本书最初是通过苏珊·威尔斯（Susan Wels）的技能和才华发展起来的，她帮助我写出了第一稿，并组织了大量的材料，感激不尽。

非常感谢最先说服我写这本书的丽兹·珀尔（Liz Perle），以及相信这本书并为之付出努力的其他人：苏珊·布朗（Susan Brown）、瑞秋·莱曼－豪普特（Rachel Lehmann-Haupt）、黛博拉·奇尔（Deborah Chiel）、马克·海林格（Marc Haeringer）和瑞秋·洛基基（Rachel Rokicki）。我的经纪人、文学女王（Queen Literary）丽莎·奎恩，一直是一个很棒的支持者，并在整个过程中提出了许多精彩的建议。

尤其要感谢摩根路书（Morgan Road Books）出版公司的副总裁兼出版商艾米·赫兹（Amy Hertz），她从一开始就对这个项目抱有远见，一直要求卓越品质并起草修改，令科学知识的叙述变得栩栩如生。

我还想感谢我的儿子惠特尼（Whitney），以优雅的态度容忍了这个漫长而艰难的项目，并为第二章的内容做出了重要贡献。

最重要的是，我要感谢我的丈夫和灵魂伴侣山姆·巴伦德斯（Sam Barondes），感谢他的智慧，无尽的耐心，编辑上的建议，科学洞察力，爱和支持。

札记

    各章节注释是多年来研究、思考和观点综合的结果。为了得出对女性大脑的这种理解，我集合了各学科中许多科学家的工作。因此，一些注释包含多个参考文献，以反映我用来得出文本中所表达理论的各种来源。

    注释部分出现的论文或书籍如果有多位作者，我仅列出了第一作者和出版年份。在使用多个参考文献之处，则按时间顺序排列。有关完整引述，请参阅参考文献部分。

扫描二维码，进入一推君的奇妙领地，
回复"女性大脑"，获取本书索引。

图书在版编目（CIP）数据

女性大脑 /（美）卢安·布里曾丹著 ；尹健译. —长沙 ：湖南
科学技术出版社，2024.1(2024.10重印)
ISBN 978-7-5710-2414-7

Ⅰ．①女… Ⅱ．①卢… ②尹… Ⅲ．①女性—脑科学—普及读物
Ⅳ．①R338.2-49

中国国家版本馆 CIP 数据核字(2023)第 168416 号

湖南科学技术出版社获得本书中文简体版独家出版发行权
著作权合同登记号：18-2023-216

NÜXING DANAO

女性大脑

著　　者：[美]卢安·布里曾丹
译　　者：尹　健
出 版 人：潘晓山
责任编辑：王梦娜
营销编辑：周　洋
出版发行：湖南科学技术出版社
社　　址：长沙市芙蓉中路一段 416 号泊富国际金融中心
网　　址：http://www.hnstp.com
湖南科学技术出版社天猫旗舰店网址：
　　　　　http://hnkjcbs.tmall.com
邮购联系：0731-84375808
印　　刷：湖南省众鑫印务有限公司（印装质量问题请直接与本厂联系）
厂　　址：长沙县榔梨街道梨江大道 20 号
邮　　编：410100
版　　次：2024 年 1 月第 1 版
印　　次：2024 年 10 月第 3 次印刷
开　　本：880mm*1230mm 1/32
印　　张：7
字　　数：158 千字
书　　号：ISBN 978-7-5710-2414-7
定　　价：68.00 元